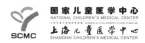

国家儿童医学中心（上海）
上海交通大学医学院附属上海儿童医学中心 编

U0381571

走开，新冠病毒

——病毒流行季，我们如何保护孩子

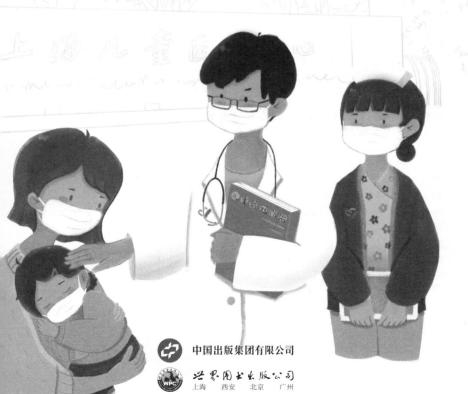

中国出版集团有限公司

世界图书出版公司
上海 西安 北京 广州

图书在版编目（ＣＩＰ）数据

走开，新冠病毒：病毒流行季，我们如何保护孩子 /
国家儿童医学中心（上海），上海交通大学医学院附属上
海儿童医学中心编 . —上海：上海世界图书出版公司，
2023.3

ISBN 978-7-5232-0234-0

Ⅰ.①走… Ⅱ.①国… ②上… Ⅲ.①儿童—新型
冠状病毒—病毒病—预防（卫生） Ⅳ.①R512.930.1

中国国家版本馆 CIP 数据核字（2023）第 040503 号

书　　名	走开，新冠病毒 —— 病毒流行季，我们如何保护孩子	
	Zoukai, Xinguan Bingdu—Bingdu Liuxingji, Women Ruhe Baohu Haizi	
编　　者	国家儿童医学中心（上海），上海交通大学医学院附属上海儿童医学中心	
责任编辑	沈蔚颖	
出版发行	上海世界图书出版公司	
地　　址	上海市广中路88号9–10楼	
邮　　编	200083	
网　　址	http://www.wpcsh.com	
经　　销	新华书店	
印　　刷	杭州锦鸿数码印刷有限公司	
开　　本	889 mm×1194 mm　1/32	
印　　张	4.25	
字　　数	80千字	
版　　次	2023年3月第1版　2023年3月第1次印刷	
书　　号	ISBN 978-7-5232-0234-0 / R·657	
定　　价	28.00元	

编写者名单

主 编

邬宇芬

特别顾问

洪 莉 曹 清 殷 勇 周 莎 沈南平

编 者

（按姓氏笔画排序）

马希权	王广海	王砚晗	贝 斐	冯 升
邬宇芬	刘云曼	刘贻曼	孙克兴	杜白露
李 谐	李继君	步 军	邹蕾蕾	沈 楠
沈安乐	张 晨	张小妍	林欣晨	郁夏风
周 辰	周思易	胡仁杰	须丽清	赵卓琦
姜 静	费 俊	唐铭钰	梁 敏	董 卫
蒋樾廉	蔡晓炯			

　　三年前的寒冬，新型冠状病毒开始在我们生活中蔓延。那时，虽然我们没有派出医疗队赶赴武汉一线，但在医院发热门诊、隔离病区也都是抗疫的主战场。这一战，就是三年。三年来，国家儿童医学中心（上海），上海交通大学医学院附属上海儿童医学中心（简称上海儿童医学中心）的每一位医护人员都在与新冠斗争、与时间赛跑。他们舍小家、为大家，捍卫着"敬佑生命、救死扶伤"的职业精神，践行着"甘于奉献、大爱无疆"的铮铮誓言。面对最需要关爱和照护的儿童，他们不仅圆满完成了疫情防控的任务和使命，更是充分体现了儿科人文情怀。如今，新型冠状病毒感染正式实施"乙类乙管"，我们也已告别最艰难的三年，逐渐步入正常生活。

　　无论是一个国家还是一个家庭，孩子都是最需要呵护的对象。许多家长在面对孩子感染新冠病毒时都显得束手无策。如何科学地开展居家观察？如何及时发现问题就医治疗？如何面对"阳康"后的生活？如何给那些患有基础疾病的孩子更多医疗帮助，特别是对一些特殊的儿童，比如患有血液系统疾病、先天性心脏病的儿童……这些都是家长们需要面对的实际问题。

　　在疫情快速上升时期，医院的发热门、急诊接诊数量屡创高峰，但其实，绝大多数的孩子都可以通过科学、规范的居家护理和对症治疗，完成新冠病毒感染的康复阶段。作为医护人员，我们非常理解家长们的焦虑和无措。在医疗资源相对紧张时期，我们更需要及时向社会大众推广新冠病毒感染的相关知识来帮助每一个家庭渡过难关，这也赋予了本书更深层次的意义和内涵。

最后，我想感谢所有参与本书编写的医护人员。他们在医疗工作最繁忙的时期，甚至是在自己感染的时候，利用有限的休息时间完成了本书的编写工作。在如此短的时间内完成本书的撰稿，实属不易，我为你们感到自豪！我仔细翻阅了本书，内容涉及新冠病毒防护的方方面面，科学严谨、深入浅出，是一本非常好的科普读物，也体现了国家儿童医学中心的社会责任和担当。目前，新冠病毒看似远离了人群，但我们仍不能掉以轻心。

希望所有的家庭都能感受到来自我们医护人员用文字传递的爱和关怀，也祝福所有的孩子都能健康快乐地成长。

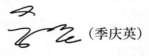 （季庆英）

国家儿童医学中心（上海）
上海交通大学医学院附属上海儿童医学中心党委书记
中国医院协会医院社会工作暨志愿服务工作委员会主任委员
上海市医学会医务社会工作学专科分会主任委员
上海市医院协会医务社会工作与志愿服务工作委员会主任委员
2023 年 1 月 10 日

"新型冠状病毒肺炎"更名为"新型冠状病毒感染"，一个疾病学术名词的二字之差是人类对这个疾病认识的加深和我国对疾病防控策略逐步优化的过程"缩影"。

在新型冠状病毒（简称"新冠病毒"）伴随我们三年多的时间里，我们守住了疫情防控的底线。在 2022 年初，上海的全体医护更是经历了刻骨铭心的一场"大上海保卫战"。随着奥密克戎变异株致病力和毒力明显减弱，我国疫情防控进入新阶段，工作重心也随之从"防感染"转向了"保健康、防重症"。自 2023 年 1 月 8 日起，对新型冠状病毒感染实施"乙类乙管"。

政策的转变，民众心理的成熟，我们逐步接受了和这个病毒长期斗争和长期共存的现实。在不知不觉中，你会发现身边的亲朋好友"中招"越来越多，而其中一些人会迅速"阳康"，但少部分却可能会被这病毒搞得狼狈不堪甚至有性命之虞。在感染患者中，儿童是首当其冲的易感人群之一。如何进行疫情防护、如何及时进行治疗、是否需要接种、如何居家照料等成为家长们关心的问题，并也让很多家长们陷入紧张和焦虑之中。

对于这些在家长求医问诊中的困惑，不仅需要专业解答，更需一本科普小册子来细致指引。为此，一批儿科大夫们集结了起来。抗疫三年，他们始终工作在临床一线，直面家属诉求，无论在定点医院、亲子方舱还是发热门诊，都非常出色地秉承"一切为了孩子"的院训，提供优质的医疗服务。

这本小册子是由上海儿童医学中心诸多优秀医师集体编撰。全书共十章，内容翔实，行文朴素，就好像是你熟悉的家庭医生在你身边娓娓道来，答疑解惑。本书涵盖新冠病毒知识、个人及家庭防护、疫苗接种、居家照料等诸多健康防护科普细节。尤其在个别章节，针对最为脆弱的儿童群体，尤其是那些合并血液疾病、先天性心脏病的患儿以及新生儿如何面对新冠病毒更是做了详细讲解。

本书采取"一问一答"的方式，做到通俗易懂、精炼简洁，旨在帮助普通家庭的父母通过阅读本书快速掌握科学的儿童防护及照料方法。

儿童是国家的未来，民族的希望，更是一个家庭的希望所在。同心守护，共克时艰，我们与您同在。祝愿您和您的孩子平安健康！

（张 浩）

国家儿童医学中心（上海）

上海交通大学医学院附属上海儿童医学中心院长

上海交通大学特聘教授

上海市小儿先天性心脏病研究所所长

上海市儿童罕见病临床医学医学中心主任

2023 年 1 月 10 日

目 录

儿童感染新冠病毒会经历什么

第一章　不怕勿忧——正确认识新冠病毒

第二章　科学防护——做好孩子健康责任人

第三章　接种疫苗——主动防护，守护健康

第四章 勿急勿躁—— 症状处理，相信医生

第五章 细心·照护——健康恢复有信心·

第六章　特殊患儿——特别的爱给特别的你

第七章　安心·居家——隔离病毒不隔爱

第八章　不迷信不盲从——安全用药，战胜病毒

第九章　身心恢复——心理健康不能忽视

儿童感染新冠病毒会经历什么

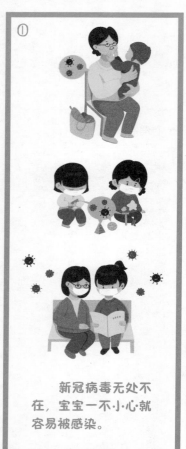

① 新冠病毒无处不在，宝宝一不小心就容易被感染。

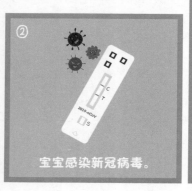

② 宝宝感染新冠病毒。

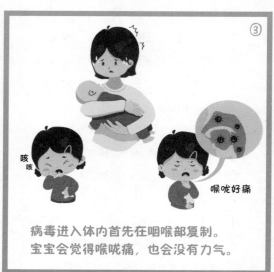

③ 病毒进入体内首先在咽喉部复制。宝宝会觉得喉咙痛，也会没有力气。

咳咳

喉咙好痛

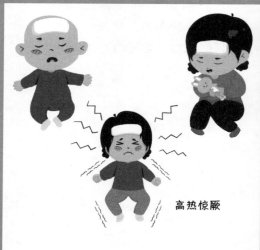

④ 为了对抗病毒，宝宝的免疫系统开始"作战"，包括提高体温。

有些孩子虽然发烧，但精神还不错。父母特别要警惕高热惊厥。

高热惊厥

⑤

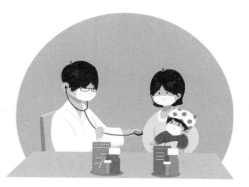

越是小·月龄的宝宝，家长尤其要密切关注，及时带孩子看医生。

⑦

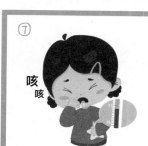

咳
咳

当宝宝体温下降，就会开始有轻微咳嗽、流鼻涕，这表明"大战"接近尾声。

身体开始打扫"战场"。

⑥

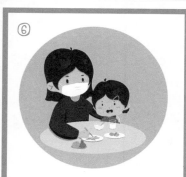

家庭护理主要是让孩子好好休息，补充必须的营养。

⑧

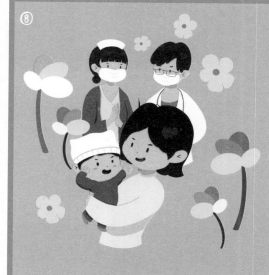

冬天终将过去，我们总会迎来明媚的春光。

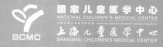

第一章

不怕勿慌
——正确认识新冠病毒

认识新冠病毒

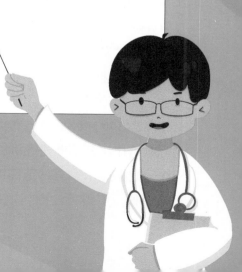

什么是新冠病毒

病毒是一种非细胞生命形态，主要由核酸和蛋白质组成，自身不具备代谢能力，需要依靠宿主细胞的代谢系统完成增殖。冠状病毒因其在电子显微镜下观察到的形态像皇冠故而得名"冠状"，是一种正链单股RNA病毒，主要感染人、鼠、猫、犬、鸡、禽类等脊椎动物，可引起人和动物呼吸道、消化道和神经系统疾病。除2019年年末发现的新型冠状病毒外，过去已知的感染人的冠状病毒有6种，其中4种在人群中较为常见，致病性较低，一般仅引起类似普通感冒的轻微呼吸道症状，另外的2种是我们熟知的SARS冠状病毒和MERS冠状病毒。新型冠状病毒是以前从未在人体中发现的冠状病毒新毒株，如本次引起全球大流行的毒株——2019新型冠状病毒（2019-nCoV，世界卫生组织2020年1月命名；SARS-CoV-2，国际病毒分类委员会2020年2月11日命名）。

病毒在传播过程中不停地发生突变，是病毒本身的一种自然属性，尤其是像新冠这样的RNA病毒，在流行的过程中更易发生变异。这些变异最终导致蛋白质的氨基酸序列发生变化，很多基于病毒蛋白质氨基酸序列而开发的药物、疫苗等就会失效。到2022年年底，新冠病毒在全球已经肆虐3年，最早流行的新冠病毒（SARS-CoV-2）被称为原始株，其不断进化和变异后的变体统称新冠病毒变异株，数据显示，全球范围内新冠病毒变异毒株已经发现超1000种，值得关注的新冠病毒变异株有5种，包括阿尔法

（Alpha）、贝塔（Beta）、伽马（Gamma）、德尔塔（Delta）和奥密克戎（Omicron）等变异株。受境外输入影响，上述变异株引发的疫情在我国大多均发生过，其中德尔塔变异株、奥密克戎变异株在我国引起的疫情规模较大。奥密克戎变异株是目前我国境外输入和本土疫情的优势流行株。

什么是奥密克戎变异株

　　奥密克戎变异株于2021年11月9日首次在南非被检出，世界卫生组织于11月24日将其归类为正被监测的变异株，11月26日将其升级归类为关切变异株。2022年1月11日，世界卫生组织宣布，奥密克戎已经取代德尔塔成为全球范围的优势毒株。奥密克戎变异株出现得比较晚，但传播力远远强于贝塔变异株，引起了世界范围内的疫情升级。同时，奥密克戎又产生了许多子变体，包括 BA.1、BA.2、BA.3、BA.4、BA.5 及其后代谱系。BA.2 比 BA.1 的隐匿性强，传播速度快，潜伏期短。BA.5 的传播速度更快，具有较强的免疫逃逸能力。BF.7 是 BA.5.2.1.7 变异株的简称，是奥密克戎 BA.5 变异株的亚系。BF.7 引发的症状与新冠奥密克戎早期亚型变异株感染后的症状类似，相对于 BA.4 或者 BA.5，它的传播速度快、传染力强、代际间隔更短，极易造成大面积传播。我国现阶段流行的新冠病毒以奥密克戎变异株 BA.5 的亚分支 BA.5.2 和 BF.7 为主。

奥密克戎变异株具有如下特点

- 传播能力强。奥密克戎变异株是目前传播力最强的流行株之一，易造成较大范围传播。
- 传播隐匿性强。感染奥密克戎变异株后如不通过主动核酸筛查难以及时发现，容易在人群中隐匿传播。
- 传播速度快，潜伏期间距短。感染者从被感染到可以传染其他人平均仅为2天时间，最短仅需24小时左右。
- 免疫逃逸能力强。研究表明，相较于其他变异株，奥密克戎变异株更能逃避先前自然感染或接种疫苗后所产生的免疫力，因而其具有较强的免疫逃逸能力。

新冠病毒是怎样传播的

新冠病毒的传播途径有3种，经呼吸道飞沫和密切接触是主要的传播途径，在相对封闭的环境中经过气溶胶传播，接触被病毒污染的物品后也可造成感染。

飞沫传播是指通过打喷嚏、咳嗽、说话和呼吸等产生的飞沫，通过被易感者吸入呼吸道，或者黏附在易感者的眼、口、鼻黏膜引起的感染。接触传播分为直接接触传播和间接接触传播。直接接触传播是指通过和传染源的皮肤直接接触导致的传播；间接接触传播是指通过接触被传染源污染的物品导致的传播，如门把手、门帘、电梯按键、手机、感染者使用过的毛巾、笔等，接触了污染物的手再接触口腔、鼻腔、眼睛等黏膜，就可能引起感染。另外，新冠病毒感染者呼出的带有冠状病毒的飞沫中有很多小颗粒，这些小颗粒的直径一般在0.001 ~ 100微米，悬浮在空气中会形成气溶胶。在相对封闭的空间（如电梯、房间、车厢

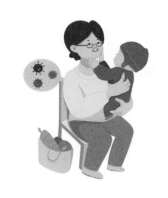

等）长时间暴露于高浓度气溶胶的情况下，存在经气溶胶传播的可能。

冬春季受气候和人员流动等因素的影响，易发生呼吸道传染病的局部大爆发。因此，我们需要采取保持良好卫生习惯、环境消毒、外出戴口罩、少去公众场所等措施来减少感染病毒的机会。

新冠病毒感染后的儿童有什么症状

儿童和成人感染后症状有明显差异。简单来说，儿童发病快，肺炎少。呈现以下特点：

儿童感染者几乎没有潜伏期，感染即发病。成人感染3天内发病，儿童多在1天内发病。

与成人感染初期"刀片嗓""宝娟嗓"不同，儿童感染初期症状是以发热为主，且较多为高热。

儿童感染新冠主要侵袭上呼吸道，高热并不等同于重症。儿童免疫系统发育不够完善，往往热度较高，但临床中多

见于上呼吸道感染，极少出现肺部侵袭。

儿童除了呼吸道症状外还常会出现呕吐、腹泻等胃肠道症状。

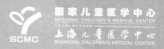

第二章

科学防护
——做好孩子健康责任人

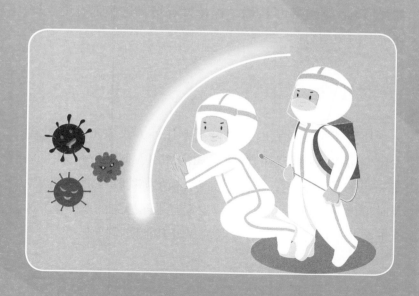

如何做好 3 岁以下婴幼儿防护

新冠病毒疫苗尚未覆盖3岁以下婴幼儿，他们是家庭防护的重点人群。首先家长应做好新冠病毒疫苗的接种，通过加强自身防护来为宝宝构建第一道免疫屏障；其次，在家照顾低龄儿童时，应注意个人卫生。不跟宝宝共享餐具，给宝宝喂食时，不用嘴吹食物，不用嘴尝试，又或者咀嚼完喂给宝宝；再次，家长外出回家后，应及时更换衣服、洗手、洗脸，再抱孩子；最后，让宝宝作息规律，保证充足睡眠，合理膳食，营养全面，多吃水果蔬菜，多喝水，加强锻炼，加强亲子沟通，保持好心情，这些都有助于增强宝宝的免疫力。

婴幼儿外出如何防护

社会感染面较大时，尽量不要让外人来家里，同时减少带宝宝去人员密集的场所。如需外出，佩戴好口罩，保持一定的社交距离，建议携带免洗消毒凝胶或酒精棉片，及时给孩子做好手部卫生，减少宝宝暴露感染的风险。1岁以下婴儿不适合戴口罩，家长应做好其他防护措施。

当家长出现发热、干咳、咽痛时如何处理

家长出现以上情况应尽量避免与宝宝直接接触，交由健康的家庭成员照看。家中定时通风清洁，尽可能避免宝

宝接触阳性感染者使用过的物品及活动区域。阳性感染者尽量单间隔离，非必要不出屋。可以在隔离房间门外放一个小板凳，由健康的家庭成员准备好三餐后，佩戴口罩、手套，通过无接触的方式送入隔离间。如阳性感染者使用独立卫生间的，每天进行消毒1次；使用共同卫生间的，如厕后应盖上盖子再冲水，并用酒精或其他消毒剂对接触过的部位进行消毒。阳性感染者使用过的生活垃圾装入塑料袋，扎紧扎口，喷洒消毒，其他家庭成员处理时，需佩戴口罩、手套进行处理。阳性感染者与其他家庭成员尽可能减少接触，如必须接触，双方都需戴好口罩。如哺乳期母亲感染，在做好个人防护的基础上可继续母乳喂养婴儿。

家长应保持平和的心态，既重视预防感染的发生，又不过度焦虑，做好宝宝每天健康监测的同时也为他营造健康良好的家庭氛围。

如何做好儿童防护

教育大一点的儿童养成良好的个人卫生，如：

- 咳嗽、打喷嚏会释放大量病毒，病毒数量常常以万计。教育宝宝咳嗽或打喷嚏时用纸巾或胳膊肘掩住口鼻，不用脏手触摸眼睛、鼻子和口。
- 勤洗手。使用肥皂或洗手液，用流动水洗手，用干净的毛巾擦手。双手接触呼吸道分泌物（如打喷嚏或咳嗽）后，应立即洗手。病毒污染手之后，人们往往不能及时洗手，导致手接触的地方也会被病毒污染，如门把手、电梯按钮、桌面等物体表面，很容易导致其他人感染。

- 适量运动，规律作息，均衡饮食，增强自身免疫力，要避免宝宝因玩耍过度导致疲劳。
- 如果家人出现呼吸道疾病症状（如发热、咳嗽或打喷嚏等），要避免宝宝与其接触；同时也要关注宝宝是否有发热、咳嗽等症状。

教会宝宝正确有效地洗手。在日常生活中，如遇到以下情况需要及时洗手：

- 在人流密集的公共场所，与陌生人肢体接触后。
- 接触过公共物品，如电梯扶手、电梯按键等。
- 户外运动、玩耍后。
- 从超市或商场回家后。
- 吃东西之前。
- 宝宝咳嗽或打喷嚏用手捂之后。
- 触摸动物、动物饲料或动物粪便后。

通常来说清洁手部可以用普通的肥皂在流动水下洗手，肥皂应保持清洁和干燥，当皂液有浑浊或变色时，应更换后再洗手。如果没有皂类，或觉得皂类影响皮肤舒适感时，可以使用符合国家标准的手清洁产品，如免洗的清洁剂、酒精类手消毒剂清洁手部。

教宝宝洗手避免以下方法

根据国家卫健委和疾病预防控制中心给出的洗手建议：①在流水下，淋湿双手；②取适量洗手液（肥皂），均匀涂抹至整个手掌、手背、手指和指缝；③认真搓双手至少15秒；④在流水下彻底冲净双手；⑤擦干双手，取适量护手液护肤。

取适量洗手液于掌心　掌心对掌心揉搓　手指交叉，掌心对手背揉搓　手指交叉，掌心对掌心揉搓

双手互握，相互揉搓指背　拇指在掌中转动揉搓　指尖在掌心揉搓　旋转揉搓腕部直至肘部

如何选择正确的儿童口罩，佩戴时需要注意哪些细节

家长可以先了解不同材质口罩的作用，给宝宝选择正确的口罩佩戴。口罩能够将环境中的细菌、空气中的雾霾和灰尘，与人的呼吸道隔离开，对防止呼吸道感染病菌有很好的保护作用。目前市面上较为常见的口罩主要分为以下4类：普通棉布口罩、一次性口罩、医用外科口罩和防护口罩（如N95口罩）。

儿童处在生长发育阶段，其脸型较小，建议选择正规厂家生产的儿童专用防护口罩。对于预防新型冠状病毒感

染，如果是去人流量不大的公共场所，不与患者接触，佩戴一次性口罩、医用外科口罩或医用防护口罩都可以；如果会接触到患者，或去疫情高发区人员密集的公共场所则要佩戴防护性能更强的N95口罩。

不同材质口罩的作用

普通棉布口罩的优点是可重复清洗使用，但防护效果无法保障。其鼻孔两侧漏气太大，口罩内面接触口鼻的部分会留有唾液，若不勤于清洗，容易滋生细菌，不符合卫生要求；棉布口罩的纤维一般都很粗，无法有效过滤较小的微粒，且大多未通过国际安全认证，防护效果并无保障。

一次性口罩以无纺布为主要材质，过滤效果比棉布口罩稍强，通常在普通医疗环境使用；在疫情高发地区，对新型冠状病毒防护效果并无保障。

医用外科口罩用于隔离飞沫，有阻水、过滤、吸湿功能，过滤效果好于一次性口罩，可阻隔大于5微米的颗粒，但密合度不如防护口罩。

防护口罩（如N95口罩）是在美国职业安全与健康研究所制订的9种标准中，感染防护的最低标准，价格便宜，易于被医疗机构等采用。它对非油性0.3微米颗粒的过滤效率＞95%，与面部有良好的贴合性。

给宝宝正确佩戴口罩的方法：

- 给宝宝佩戴口罩前大人要先洗手，去除手上的细菌、病毒。这一点往往被人们忽视。
- 佩戴口罩时，一般浅色面朝内，深色面朝外。为更好地发挥口罩的防护作用，根据宝宝脸型大小适当收紧口罩的松紧带，压紧鼻子两侧的铝片，检查鼻部和下颌是否能与口罩完全贴合。如果贴合不紧密，病毒可能会乘虚而入。

- 戴上口罩后，由于被过滤的物质都吸附在口罩外侧，尽量避免宝宝触摸口罩外侧。
- 帮助宝宝摘口罩时，也尽量不要触碰口罩外侧，用手摘掉耳朵或头部的松紧带即可。摘下口罩后，大人要洗手并将不用的口罩消毒或单独密封后，扔进有害垃圾桶里。
- 口罩要专人专用，一次性口罩不要重复使用；棉质口罩要及时清洗消毒，以防滋生细菌。

如何做好外出时防护

尽量减少外出。在疫情高发时候，＜1岁的宝宝，尽量减少外出，主要以被动保护为主，即靠父母、家人、看护人的防护来间接保护孩子。儿童不应到人员密集和空间密闭的场所。不走亲访友，不与有呼吸道感染症状的人接触。如必须外出，例如有些宝宝接种疫苗的时间就要到了，家长可以关注当地预防接种门诊的工作动态，和接种医生去沟通宝宝的具体情况，建议单独预约，分散接种。

外出需做好防护。在疫情高发时候尽量避免或减少去人口密集的场所和不通风的空间，不去室内游乐场、商场儿童玩具区等公共娱乐场所。尽量不乘坐公共交通工具，如要乘坐，尽可能远离其他人，距离至少保持1米远。外出时，家长要叮嘱宝宝不要到处摸，不要用手触摸或揉搓口、眼、鼻等部位。最好随身携带含有酒精类的一次性消毒液及时消毒，回家后要及时更换衣物，注意手卫生。

正确选择并佩戴口罩。外出时家长要帮助宝宝正确佩戴口罩，做好防护措施。建议选用符合国家标准且适用的口罩产品。宝宝在佩戴需在家长帮助下，认真阅读并正确理解使用说明，以掌握正确使用呼吸防护用品的方法。家长应随时关注宝宝口罩佩戴情况，如宝宝在佩戴口罩过程中感觉不适，应随时调整或停止使用。

适当进行户外活动。坚持运动可以增强宝宝体质，在防疫条件允许情况下，如果要进行适当的户外锻炼，建议去空旷、通风、人少的空间进行活动。

如何做好家庭防护

保证家中空气质量。尽可能打开门窗进行通风换气。每天通风2 ~ 3次，每次不少于30分钟。

保证家里的卫生质量。居家环境消毒的方法：可选用含氯消毒剂，如漂白粉、84消毒液等对家里的家具和地板进行卫生消毒。要注意的是：因为存在粪口传播的风险，所以要留意卫生间、厨房、洗衣房等区域的地漏，必要时可注入消毒水消毒。如厕时，不要使用手机。对于耐热物品，可采用煮沸15分钟的方法进行消毒。另外，在家中吐痰时将痰液吐到马桶并立刻冲刷，打喷嚏或咳嗽时用纸巾或袖肘遮住口鼻。

充分注意饮食安全。对于食物的选择，不可食用未经检疫合格的野生动物。烹饪时，必须生熟分开并煮熟、煮透。

要随时关注自己及家人的健康状况。在家时，保证充足的睡眠、合理的营养、规律的生活，进行适度的体育锻炼。特殊时期建议，每天早晚各测量1次体温。

避免接触野生动物和家禽家畜。养宠物的家庭还需注意避免或尽量减少家庭宠物对外接触的机会，定期对宠物及其用具、居住环境进行消毒，推荐使用气味、毒性较小的宠物专用消毒液。

如何做好校园防护

抗击疫情"新十条"中关于进一步优化学校疫情防控工作的内容提出，各地各校要坚决落实科学精准防控要求，没有疫情的学校要开展正常的线下教学活动，校园内超市、食堂、体育场馆、图书馆等要正常开放。有疫情的学校要精准划定风险区域，风险区域外仍要保证正常的教学、生活等秩序。校园作为青少年人群聚集场所，加上青少年的抵抗力相对较弱，因此，在校园防护新型冠状病毒传染不能有丝毫松懈。

返校前，认真核实教职工与学生的健康状况，对于因新冠病毒留观或者需要治疗的学生，教师可通过视频授课等方式帮助其补习功课，并多给予关爱和鼓励。

返校后，加强校内宣传和教育。可利用墙报、校内广播、上卫生课等多种形式进行呼吸道传染病预防知识的宣传，让学生明白防治的重要性；教师应教授正确洗手的方法，并要求学生勤洗手，做好个人卫生，不乱摸公共区域物品等。

每日进行健康监测、测量体温等。若出现发热、咳嗽、头痛、乏力等感染症状时，应及时报告老师，戴好口罩，就近就医。

合理安排学生在校期间的学习和生活。帮助学生提高免疫力，如合理安排学生在校期间的营养，有条件的学校认真执行午休制度，安排适当的体育锻炼等；注意教室内外温差，叮嘱学生注意外出教室时要防寒保暖；尽量少组织或者不组织大型集体活动。

认真做好校园内的环境卫生工作。及时对教室、午休室和其他活动场所进行通风换气，保持室内空气清新。在没有洗手池的地方，多摆放免洗洗手液；尽量不使用空调，确定需要使用空调设备的场所，必须确保空调设备擦拭干净并定期换气。

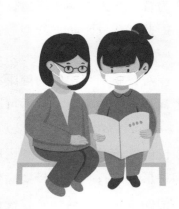

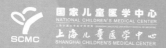
第三章

接种疫苗
——主动防护，守护健康

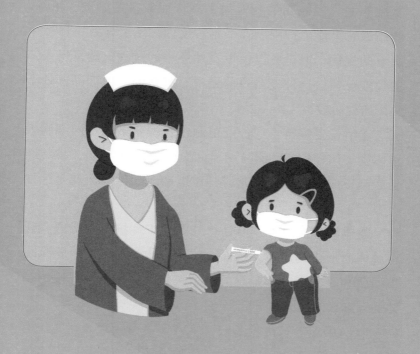

新冠疫苗有多少种？儿童可以选择哪些

根据新冠疫苗的制作方法，目前新冠疫苗大致可以分为6种：

灭活疫苗。顾名思义就是由丧失活性的新冠病毒制作而成的疫苗，它的生产过程包括在细胞（例如大家在新冠疫苗盒子上看到的Vero细胞）中培养新冠病毒，然后对病毒进行灭活。目前大家接种的国药北京生物制品研究所生产的和科兴的疫苗都属于灭活疫苗。

减毒活疫苗。与灭活疫苗不同的是，该疫苗是由繁殖复制能力大幅减弱的新冠病毒制作而成，这些被"减毒"的病毒感染能力被限制在一定程度内，不会导致机体发生严重的疾病，但是可以模拟自然感染的过程，诱发出人体的免疫反应。这种疫苗目前还没有成熟的上市产品，处于临床研究阶段。

重组蛋白疫苗。这种疫苗制作过程是借助不同细胞表达体系（比如CHO细胞）产生新冠病毒的蛋白质，将其纯化后制备成疫苗。智飞龙科马重组新冠病毒疫苗就是这种类型。

载体疫苗。这种疫苗是将外源保护性抗原基因嵌入病毒载体而形成的疫苗，从而在体内产生免疫反应。陈薇院士团队和康希诺合作开发的疫苗就是载体疫苗，运用的载体病毒选择的是腺病毒。

RNA疫苗。该类疫苗的本质将RNA分子包裹在脂质纳米颗粒（LNPs）中，RNA会在接种者体内的细胞中表达抗体，从而产生免疫反应。例如辉瑞和莫德纳的RNA疫苗都是为人熟知的这种疫苗类型。

DNA疫苗。该类疫苗目前也是处于临床研究阶段，是由含有哺乳动物表达启动子和编码刺突蛋白抗原的质粒DNA构建。

我国目前对儿童群体主要开放了3岁以上的新冠疫苗接种，并且以灭活疫苗为主要类型进行推荐。

新冠疫苗可以不同种类混合接种（"混打"）吗

目前已有多项研究表明，无论进行全程免疫接种还是接种加强针，"混打"腺病毒载体疫苗和RNA或其他种类疫苗都能够产生较好抗体水平，且与使用相同技术疫苗相比会产生更好的细胞免疫反应。"混打"可以提供更丰富的疫苗接种选择，尤其是因某种原因无法接种某种疫苗时，能降低对疫苗推广的影响。目前常见的"混打"组合有：3剂灭活疫苗+1剂康希诺肌注式（或吸入用）重组新冠病毒疫苗；3剂灭活疫苗+1剂智飞龙科马重组新冠病毒疫苗等。

新冠疫苗接种后的有效性和安全性如何

目前问世的新冠疫苗已被证明是安全有效的，能够挽救众多生命，经国家批准使用的新冠疫苗都通过了随机临床试验，检测了质量和效力，疫苗必须达到一定效力才能获得批准。批准后，国家及各省市疾控中心也将对其进行持续的安全性和有效性监控。但是值得强调的是，与所有其他疫苗一样，新冠疫苗并不能完全保护所有的人群。以我国接种人数最多的灭活疫苗为例，尽管很多人按序接种后仍然不幸"中招"感染，但是多项研究表明接种疫苗对重症率和死亡率的降低有极大的作用，因此疫苗的有效性和保护作用仍不容小觑。

很多人接种前都会担心新冠疫苗是疫情催促下的"速成品"，而怀疑其安全性。不过从两个方面来看就可以知道新冠疫苗的安全性还是值得信赖的。

首先，疫苗制作工艺非常成熟。例如我国接种数量最多的灭活疫苗，在此次疫情之前，我国使用了数十年的甲肝疫苗、狂犬疫苗等都是类似的灭活工艺，至今未见接种这些疫苗后长期的不良反应和后遗症。其次，新冠疫苗中使用的各种成分对人体都是安全的，不会直接致病，即使含有病毒抗原或者重组蛋白也是微克级别的含量，不可能导致疾病的发生。

新冠疫苗对新冠奥密克戎变异株有交叉保护作用吗

由于传播能力显著增强，奥密克戎株现在已经成为全球主要流行的新冠毒株。除此之外，奥密克戎毒株显示出强劲的持续演化能力，已进化出众多亚型。对于频繁变异的新冠奥密克戎株，现有新冠疫苗还能否提供保护？

目前已有研究表明，常规按序接种新冠疫苗在预防奥密克戎株感染的效果上已经有所下降，但值得注意的是，现有疫苗对预防奥密克戎引发重症仍非常有效。接种一剂新冠疫苗加强针就可以显著提升预防奥密克戎感染和引发重症等方面的效果。

因此，推荐在第一剂次加强免疫接种基础上应接尽接。第二剂次加强免疫接种时需要注意：第二剂次加强免疫与第一剂次加强免疫时间间隔6个月以上；如果前期完成第一剂次加强免疫接种，近期感染了新冠病毒，新冠阳性期间不建议接种，可在康复6个月后再进行第二剂次加强免疫接种；目前，我国所有批准的疫苗均可用于第二剂次加强免疫，优先考虑序贯加强免疫接种，或采用含奥密克戎毒株或对奥密克戎毒株具有良好交叉免疫的疫苗进行第二剂次加强免疫接种。

新冠疫苗接种后会有什么不良反应吗

接种疫苗后，有些孩子可能会出现一些轻微的不良反应，这表明身体正在形成免疫力。例如，小部分儿童接种后可能会出现接种部位红、肿、硬、结，或者有些孩子接种后当天或次日会出现发热、头痛、乏力等，这些都是正常的，没有必要惊慌。这些反应表明身体免疫系统对疫苗特别是抗原有了反应，并且正在为对抗病毒做好准备。这些不良反应通常会在几天后自行消失。当然没有出现不良反应并不意味着疫苗无效，只是个体差异。

从前期新冠病毒疫苗临床试验研究结果和上市后大规模人群使用收集到的信息看，我国新冠病毒疫苗常见不良反应的发生情况与已广泛应用的其他疫苗基本类似，绝大多数为一般反应。少数不良反应中的异常反应是指会造成接种者的器官或功能损害的相关反应，常表现为急性严重过敏性反应等，这种反应极少发生，一旦发生需要及时就诊治疗。

新冠疫苗接种后可以立即接种其他疫苗吗

目前建议，新冠疫苗与其他疫苗的接种间隔应当大于14天。但如果需要紧急接种狂犬病疫苗、破伤风疫苗时，可以不考虑与新冠病毒疫苗的接种间隔，尽快接种。

已经感染过新冠病毒的儿童还需要接种新冠疫苗吗

2022年年底国内多个省市地区爆发了最严重的一次疫情，很多家长认为自己的孩子感染新冠病毒后可以得到永久的抵抗力而拒绝再接种新冠疫苗，其实感染新冠奥密克戎株以后的免疫保护能力并不长久，产生的抗体只能维持6个月的短暂时间。未接种过疫苗的孩子感染新冠病毒康复后建议完成指定针数的新冠疫苗，以检测阳性（核酸检测或快速抗原检测）后14天作为康复日来计算，康复日一个月后就可以接种疫苗以提高对新冠病毒的抵御能力，长久地保护孩子免受新冠病毒的侵害。

慢性疾病的儿童可以接种新冠疫苗吗

对于有慢性疾病的儿童，如果此时正处于慢性疾病活动期或者急性发作期，需要暂缓接种新冠疫苗，待慢性疾病稳定3个月后可考虑接种，而且接种前需要咨询自己长期随访的主诊医生，或至免疫接种专科门诊进行咨询。

有免疫缺陷的儿童可以接种新冠疫苗吗

对罹患先天性或后天性免疫功能缺陷的孩子，原则上只可以接种新冠灭活疫苗。灭活疫苗在免疫缺陷的孩子中具有与免疫功能正常孩子相同的安全性。但是，值得注意的是，免疫功能缺陷的孩子可能无法产生有效或长期的保护抗体，因此接种后新冠疫苗的保护效力可能相较于免疫功能正常的孩子会降低。

哪些儿童不建议接种新冠疫苗

- 对疫苗的任何一种成分、生产工艺中使用的物质过敏，或以前接种同类疫苗时出现过敏者。
- 既往发生过疫苗严重过敏反应者（如急性过敏反应、呼吸困难等）。
- 患有未控制的癫痫和其他严重神经系统疾病者（如横贯性脊髓炎、格林巴利综合征等）。
- 正在发热者，或患急性疾病，或慢性疾病的急性发作期，或未控制的严重慢性病患儿。
- 说明书所列其他禁忌事项。

哪些儿童需要暂缓接种新冠疫苗

除了上述说的一些情况，如果正在使用免疫抑制药物，如：大剂量糖皮质激素治疗结束后1个月；利妥昔单抗治疗的患儿，末次剂量5个月内或B细胞数量恢复正常前；白血病患儿化疗结束6个月内；造血干细胞移植患儿，移植后1年内暂缓接种，1年后需检测免疫功能正常方可接种。

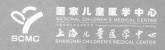
第四章

勿急勿躁
——症状处理，相信医生

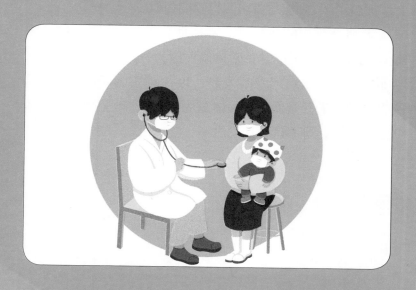

婴幼儿体温多少算发热

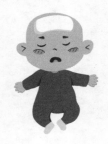

通常情况下，宝宝正常体温是36～37℃。体温可随性别、年龄有所变化，也会受昼夜及季节变化的影响，比如一天之中以清晨体温最低，下午至傍晚最高；一年中以夏季体温稍高。同时当宝宝在喂奶、饭后、运动、哭闹或是穿衣过厚等情况下体温也会升高达37.5℃左右。肛表测温比口表高约0.3℃，口表测比腋表高约0.4℃，耳温与口表测得温度相似。

儿科多采用腋表测温，因方便不易交叉感染。腋表测温时间以5分钟为准，正常体温一般为36～37℃。＜38℃为低热，38～39℃为中度发热，39～41℃为高热，＞41℃为超高热。若只是偶然一次体温达37.4℃，但全身情况良好无自觉症状，可不认为是发热。

医生叮嘱

儿童尤其是婴幼儿，体温中枢尚未发育好，体温变化较大，易波动，需及时测量体温并做好监测。

给婴幼儿常用的物理降温方法有哪些

宝宝发烧物理降温的方法，最重要的是多喝水补充水分，然后可以用冰冰贴、冰袋、温毛巾擦拭，或者洗温水澡的方法来进行物理降温。首先，可以在宝宝前额、颈部两侧、腋下、腹股沟等大血管位置冰敷，如冷敷冰袋或者冰冰贴。但是冰袋外需裹布或毛巾，以防局部冻伤宝宝的皮肤。其次，可以采用毛巾或者纱布蘸取温水来给宝宝的全身皮肤进行擦拭，尤其是腋窝、腹股沟、颈部等血液循环丰富的部位，至少30分钟。最后，还可以给宝宝洗温水澡，温水可以使全身的血管扩张，血液循环加速，带走体内的热量，帮助退热。要注意的是，宝宝的皮肤非常娇嫩，吸收药物的效果好，使用酒精给宝宝退热的时候，往往会使酒精被皮肤吸收的量过多，继而引起儿童出现皮肤发红、过敏，甚至会引起酒精中毒或是酒精性肝损伤，因此不建议予以酒精擦拭降温。

医生叮嘱

宝宝发热时，要注意环境的通风、凉爽，适当减少衣物，不能用衣服、被褥等给宝宝捂汗退热，这样反而影响皮肤散热，体温越来越高，甚至可能出现惊厥、捂热综合征等危及生命。

如何处理儿童高热？可以使用哪些退热药物

　　儿童高热后，除了物理降温，使用退热药也是家庭常用的方法。儿童退热药推荐使用布洛芬或者对乙酰氨基酚，6月龄以上宝宝二者任选其一即可，3～6月龄的宝宝建议首选对乙酰氨基酚，3月龄以下婴儿发热需及时就医。退热药包括口服药物和肛门栓剂两种方式。口服退热药的退烧原则主要依靠的是肠胃吸收，而直肠给药相对来说能够以最快的速度使体温得以下降，不需要经过漫长的肠胃作用，适合那种短时间内高烧突然发作或是不能经口服用药的宝宝。要注意的是，布洛芬和对乙酰氨基酚不能同时使用，否则会导致药物过量，也不要和复方感冒药一同使用。因为很多复方药中，也含有这些解热镇痛药物，如果联合使用可能导致药物过量。另外，也不推荐儿童使用安乃近、阿司匹林等药物退热。

医生叮嘱

　　儿童发热，体温≥38.5℃后，建议可以使用药物退热，若还不到38.5℃，但已经出现了精神萎靡、肌肉酸痛等不适时也可以使用退热药。若儿童喂药困难或是出现呕吐的情况，可以选择直肠给药。

什么情况下会出现热性惊厥? 怎么处理

热性惊厥主要是由于婴儿脑发育未成熟、高热及遗传易感性三因素交互导致,诱发因素为感染。往往发生于感染初期,体温≥39℃时,突然发生的惊厥,主要表现为全身性对称或部分性不对称发作,双眼球凝视、斜视、发直或上翻,伴意识丧失。惊厥可持续约数十秒钟至数分钟,个别呈惊厥持续状态(发作>30分钟)。

所以发热初期,家长需要密切关注儿童的体温,及时退热处理,若一旦发生惊厥,家长应保持镇定并及时拨打120急救电话,并将患儿平卧在安全的地方,头侧向一边,及时清除口鼻分泌物,不应给予任何口服药物及水,避免导致误吸,同时解开可能导致呼吸困难的衣物。

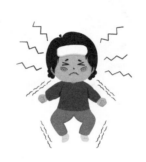

医生叮嘱

高热惊厥一般发生在6月龄~5岁的儿童,且惊厥过后意识恢复快。一旦出现惊厥持续状态、精神萎靡等情况,需要立即就医,排除中枢感染等疾病。

出现鼻塞流涕，怎么处理

儿童因为鼻腔黏膜娇嫩，血管丰富，所以在出现感染时，很容易出现鼻塞、流鼻涕，一般不需要特殊处理。若流鼻涕、鼻塞影响到宝宝正常的睡觉、吃奶的时候可以对症处理一下。

首先可以给宝宝多喝点水，睡觉的时候把宝宝的头肩部抬高，热毛巾敷鼻梁，以此缓解鼻塞。其次可以给宝宝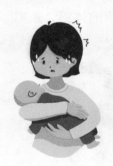海盐水洗鼻，并用减充血剂如小儿呋麻滴鼻来使肿胀的鼻黏膜血管收缩，以减轻鼻充血，缓解鼻塞、流涕、打喷嚏等症状，但连续使用不宜超过7天。同时可以口服抗组胺药如苯海拉明、西替利嗪、氯雷他定来缓解症状。

医生叮嘱

鼻塞流涕多为病毒感染所引起，以对症治疗为主，一般病程7天左右。若超过10天仍有症状，需要及时就医。

出现咽痛、头痛、浑身酸痛，怎么处理

通常，在感染新冠病毒后病程 3 ~ 5 天会出现明显的咽痛，犹如"吞刀片"，这是由于声门和声带周围黏膜发生充血水肿所致，可以适当多饮水让咽部黏膜保持湿润、予以中成药或干扰素喷剂等药物喷口腔、将 5 克左右的食盐加入250 毫升温水中溶解后漱口以此缓解咽痛，同时食物不宜过热，避免加重疼痛。

如果宝宝出现头痛、浑身酸痛剧烈，影响生活和睡眠质量，可以口服解热镇痛药物如布洛芬、对乙酰氨基酚缓解，同时注意保暖，清淡饮食，可适量进食富含维生素和矿物质等食物。需注意的是，若头痛无法缓解或同时出现呕吐、抽搐、精神萎靡等情况，需当心中枢感染、颅高压等疾病，应及时就医。

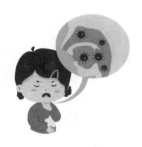

医生叮嘱

疼痛是新冠病毒感染后常见的症状，如咽痛、头痛、肌肉痛、关节痛等，甚至蔓延至全身。若口服解热镇痛药无缓解、不断加重，请及时就诊。

咳嗽不止，口服哪种儿童止咳药物效果好

儿童止咳药种类较多，应根据咳嗽类型选择合适的药物。若儿童咳嗽以无痰的干咳为主，可以选择中枢性镇咳药。镇咳药可直接抑制延髓咳嗽中枢，产生镇咳作用，如右美沙芬、福尔可定是目前临床上最常用的两种镇咳药。要注意的是，儿童必须禁用具有成瘾性的中枢镇咳药，如可待因及含可待因的复方制剂。

若儿童以咳嗽咳痰为主，可以选择祛痰药物。祛痰药

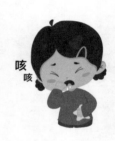

咳咳

主要通过稀释痰液或液化黏痰，使之易于咳出，常用的儿童祛痰药包括：愈创木酚甘油醚、乙酰半胱氨酸、羧甲司坦、溴己新、氨溴索等。部分祛痰药可致恶心、呕吐，所以用量不宜过大，以免导致电解质紊乱。

医生叮嘱

口服儿童止咳药前需先区别咳嗽性质和痰的性状，有针对性地选择止咳药。小年龄儿童应避免使用中枢镇咳剂，若儿童使用止咳药3～5天若效果仍不明显，应作进一步检查以免漏诊、误诊。

儿童的呼吸频率多少才算正常

呼吸频率是指一个人每分钟的呼吸次数。一次胸部起伏算是一次呼吸，也就是正常人一次吸气然后一次呼气。测量呼吸频率时，容易受到多种因素的影响，尤其是宝宝在玩耍、吃饭等各种活动，均会影响宝宝的呼吸频率，因此如果要测量的话，建议选择在宝宝熟睡的时候，此时外界影响因素较小，测量比较准确。

临床上，呼吸频率增快标准：平静时观察 1 分钟：小于 2 月龄 ≥60 次 / 分；2 月龄 ~ 1 岁 ≥50 次 / 分；1 岁 ~ 5 岁 ≥40 次 / 分；5 岁以上 ≥30 次 / 分。若父母发现宝宝出现呼吸频率过快的情况，还需注意体温、精神是否烦躁萎靡、是否口唇发绀等，应积极治疗，及时就医。

医生叮嘱

儿童的呼吸频率会受年龄、活动或体温等外界因素影响，父母发现宝宝气促后注意监测体温、精神等情况，若降温后平静状态下仍有气促，需及时就诊。

突然出现气促、声音嘶哑，是怎么回事？怎么处理

当宝宝出现犬吠样咳嗽、声嘶、喉鸣、吸气性呼吸困难的表现时，需要考虑急性喉炎。

急性喉炎是喉黏膜的急性弥漫性炎症，好发于6岁 ~ 3岁婴幼儿，冬春季多发，常继发于上呼吸道感染或是某些急性传染病。起病急，白天症状轻，夜间加剧，轻症者安静时如常人，活动后出现吸气性喉鸣及吸气性呼吸困难，可以予以布地奈德雾化。但若患儿气促不缓解，进而出现呻吟、烦躁不安，甚至面色苍白、神志不清，需立即就医治疗，避免贻误病情。

另外，在新冠病毒感染后，需要保持室内通风和湿度、多补充水分、避免大声说话，保持声带休息，饮食清淡，避免吃辛辣和刺激性的食物，以此起到预防的作用。

医生叮嘱

儿童急性喉炎发病急、病情重，易危及生命，家长需要多注意宝宝咳嗽、呼吸及全身情况，及时就医。

感染新冠病毒后，上吐下泻怎么回事

宝宝感染新冠病毒，病原体侵入后使呼吸道黏膜发生充血、水肿、炎性分泌物的渗出，再累及消化系统，从而引起恶心、腹胀腹痛、呕吐腹泻等消化道的症状。治疗上，以对症治疗减轻症状为主，可以口服益生菌、蒙脱石散或是贴肚脐贴，及时补充补液盐和水分。

若呕吐腹泻明显，引起无泪、尿量减少等脱水症状时，可适当静脉补液。同时注意休息，若病毒侵入心脏、中枢，则会导致病毒性心肌炎、病毒性脑炎等并发症。因此，当出现抽搐、精神萎靡、心悸、胸闷、气促等重症表现时，要及时就医，以免贻误治疗。

医生叮嘱

病毒除引起呼吸道症状外，还会引起消化道症状，以对症治疗为主，若出现脱水表现时需及时就医，避免引起生命危险。

感染新冠病毒后会导致心肌炎吗？需要怎么预防

　　病毒性心肌炎是由于病毒侵犯心脏所引起的心肌炎性病变，症状轻重不一，轻者可能无症状，重者可能出现心律失常、休克、心力衰竭甚至猝死。最常见的症状为胸闷、心悸、呼吸困难、恶心、腹痛、呕吐等症状。预防方面，新冠病毒感染后需要保证充足的休息和睡眠，避免过度劳累，同时进容易消化及富含维生素和蛋白质的食物，限制高糖、高盐、高脂饮食，保存良好的心理状态，调整压力。多数病毒性心肌炎患儿可以自愈，或是经过及时的治疗，预后良好。

医生叮嘱

　　若儿童在病毒感染后出现明显的胸闷、心悸、面色苍白、精神萎靡、腹痛、呕吐、与体温不相称的心率改变、心律失常等不适，应尽快就医，及时诊治。

核酸已转阴，但仍有咳嗽，还会持续多久？可以用哪些药物

通常情况下，感染新型冠状病毒的患儿会出现咳嗽，多久能恢复需要根据病情的严重程度进行判断。病情较轻者，需要2～4周恢复，如果病情较重，可能需要4～8周能恢复。尤其存在过敏体质、反复呼吸道感染的儿童，咳嗽持续时间越长。对于此类儿童，除了止咳药物外，还可以针对性地口服抗组胺药（如西替利嗪、氯雷他定等）以及白三烯受体拮抗剂（如孟鲁司特钠）。同时若出现咳嗽频繁或是夜间咳嗽影响睡眠时，可以予以雾化治疗。儿童雾化的药物常见的有吸入性糖皮质激素、支气管舒张剂以及化痰药物。吸入性糖皮质激素药物如布地奈德，可以减轻气道的高敏状态，其全身沉积率比较小，因此比较安全。支气管舒张剂有沙丁胺醇、特布他林，主要是缓解气管痉挛，咳嗽剧烈时可以加用。化痰的药物有乙酰半胱氨酸或者是氨溴索，能够帮助稀释痰液，促进痰液的排出。

医生叮嘱

儿童病毒感染后期可能会合并细菌感染，因此若对症治疗后咳嗽无明显好转，或是出现咳黄痰和化脓性痰，痰量逐渐增加，建议就医进一步检查。

新冠病毒感染后康复不久又发热了，这是"复阳"吗？"复阳"还有传染性吗

有部分孩子康复1～2周，又发热了，甚至测抗原发现还是阳性，这是"二次感染"？还是"复阳"呢？

"二次感染"是指在感染后，孩子的身体已经彻底康复，又再次感染，一般距上次感染时间至少2个月，这种再次感染，一般都会出现相应的症状，并且具有传染性。

"复阳"是指孩子在感染病毒后症状基本消失，2次核酸检测阴性，临床已经痊愈，但再次检测核酸或抗原又呈阳性。"复阳"的孩子一般没有明显的临床症状，也没有传染性。

"复阳"需要经过核酸检测来确认，所谓"复阳"不排除自测抗原存在"假阳性"或"假阴性"。即使核酸检测也显示阳性，"复阳"也并不意味着疾病再次复发，很可能是当初还没有痊愈，或是体内还残留病毒核酸片段，这种情况不会造成疾病传播。

出现再次发热的可能原因：

- 孩子新冠病毒感染其实并没有好，体内新冠病毒载量仍较高，在没有休息好或其他因素的影响下，体内病毒载量再次升高，导致孩子再次出现发热、咳嗽等症状。
- 孩子的免疫系统受到新冠病毒攻击以后，整体免疫功能下降，此时其他病菌乘虚而入引起感染。

机体感染新冠病毒，在各种症状逐渐消退后，恢复健

康是需要一定时间的，尤其是孩子。因此在日常生活中，要注意循序渐进、量力而行，千万不要过度，否则会让身体恢复得更慢。

医生叮嘱

"复阳"是体内还残留病毒核酸片段，这种情况不会造成疾病传播，并且一般不会有明显的临床表现。孩子康复后再次发热，可能是新冠病毒感染还没有好，或是其他病原感染，需要注意休息，加强营养，必要时需要医院就诊。

传闻病毒变异后主要症状是呕吐、腹泻，需要囤药吗

根据美国疾控中心公布数据显示，2022年12月30日当周美国有40.5%新冠病毒感染病例是高传染性的奥密克戎亚型毒株XBB.1.5毒株引起的，患者感染后除了与流感相似的症状以外，还会出现恶心、呕吐、腹泻等胃肠道症状。XBB仍属于奥密克戎的亚分支，是BA.2下面的变异株的重组变异毒株，免疫逃逸能力有所增强，在国外一些地区流行导致感染人数增加，但国外数据显示，其致病力和之前毒株没有区别，并且没有迹象表明XBB.1.5会比其他奥密克戎变种导致更严重的疾病。

蒙脱石散是治疗腹泻的药物，一些新冠病毒感染者确实有呕吐和腹泻的症状，通常1～3天可以自行缓解，也没有发现XBB.1.5更容易侵犯心脑血管系统和消化系统。治疗呼吸道感染和消化道感染的药物可以适当准备，而且大部分止泻药物都可以达到蒙脱石散类似的功能，没必要大量囤积，而且蒙脱石过量使用也可能会导致便秘等不良反应。

至于诺氟沙星，它是抗生素的一种，常用于细菌引起的腹泻，如肠炎、痢疾类病症，对病毒引起的腹泻是无效的（新冠是病毒感染疾病）。而且诺氟沙星18岁以下患儿是禁止服用的，会对孩子的骨骼发育造成影响，因此更不建议给孩子囤药。

医生叮嘱

目前并没有证据表明XBB.1.5更容易侵犯心脑血管系统和消化系统，也没有迹象表明XBB.1.5会比其他奥密克戎变种导致更严重的疾病，家中常备呼吸系统和消化系统常用药物即可，抗生素使用需遵专科医生医嘱。

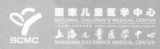

第五章

细心照护
——健康恢复有信心

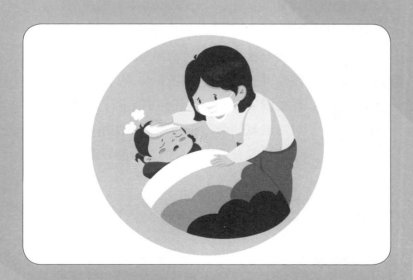

哪种体温计更适合0～5岁儿童

循证表明，无论是测量肛温还是测量腋温，电子体温计与水银体温计测量温度差异小，而儿童元素汞暴露主要来自于水银体温计使用中的破碎，并且可导致玻璃碎片损伤。因此电子体温计是替代水银体温计测量体温的理想工具之一。

什么时候使用退热药

3月龄以上婴幼儿体温≥38.5℃和（或）出现明显不适时，可使用退热药。世界卫生组织推荐，3月龄以上婴幼儿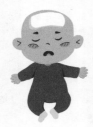退热药推荐使用对乙酰氨基酚；6月龄以上婴幼儿推荐使用对乙酰氨基酚或布洛芬；3月龄以下婴儿禁用任何退热药；同时不推荐对乙酰氨基酚与布洛芬交替使用；不推荐退热药与含有退热成分的复方感冒药合用。

发热时，孩子不愿意吃药怎么办

首先创造通风凉爽的环境，室内温度不宜过高。其次可以用温水擦浴来物理降温，重点擦拭大血管分布的部位，如前额、颈部、腋窝、腹股沟及大腿根部，以达到物理降温退热的效果。还可以适当减少穿着，切忌捂汗使用高浓度酒精或冷水擦浴。最后记得及时给宝宝补充水分，多吃新鲜蔬菜和水果。值得一提的是，退热药不仅仅只有口服一种给药方式，可以遵循医嘱选用适合的方式进行药物退热。

体温越高，代表病情越严重吗

急性发热儿童不能完全凭体温高低预测疾病的严重程度。相比于体温数值，宝宝的精神反应对病情判断更有意义。

一旦发热，需要立即去发热门诊就诊吗

发热是儿童生病常见的临床表现。家长学会观察儿童病情的变化至关重要。患儿若处于发热初期，精神状态良好，食欲良好（婴儿奶量正常），其他症状不严重时，可以居家观察。注意保持室内空气流通，及时补充水分、学会物理降温，合理运用退热药。若患儿出现高热并伴有剧烈咳嗽、喘息、呼吸困难，婴幼儿剧烈哭吵或出现精神萎靡等神经症状，年长儿主诉胸闷、胸痛不适时，建议前往发热门诊就诊。

高热会影响孩子大脑发育吗

目前没有证据表明发热本身会导致神经系统损伤。但是发热会使中枢神经系统兴奋性增高，宝宝可能出现兴奋、烦躁，甚至有可能出现抽搐。如果宝宝体温下降后仍然精神不振，颈部强直，反复抽搐，神志不清则需排除中枢神经系统的感染。

发热时可以洗澡吗

若体温低于38.5℃，且宝宝精神状态较好，可以洗澡；若体温超过38.5℃，则不建议洗澡。洗澡前调节室温在24～26℃，水温35～37℃，避免长时间洗澡，洗好后即刻擦干，注意保暖。

没有胃口，食欲不振怎么办

处于高热时期的宝宝往往精神萎靡，食欲不振，建议选择在宝宝退热时给予进食。可少食多餐，保证足量的优质蛋白质如鸡蛋、鱼禽、奶制品、豆制品等，以及新鲜蔬果。6月内婴儿建议坚持纯母乳喂养。

咳嗽剧烈怎么办

首先，房间可用加湿器湿化空气，将湿度保持在55%～60%，避免由于室内空气干燥导致鼻咽部不适引起咳嗽。其次，剧烈咳嗽可能引发宝宝呕吐，可以适当垫高枕头，保持呼吸道通畅，避免宝宝窒息。另外，适当补充液体可以稀释痰液，6个月内婴儿建议多喂母乳。若咳嗽严重影响睡眠和饮食，或病程超过2周，不要盲目用药止咳，应及时就医，可以遵医嘱使用雾化药物。

咳嗽一定要用镇咳药吗

咳嗽是呼吸道的保护性生理反射，咳嗽时可以排出呼吸道的一些分泌物，一定程度上是"有益的"。当宝宝咳嗽时，家长要积极寻找咳嗽背后的病因，而不是盲目"镇咳"。镇咳药（如右美沙芬）仅作为一种对症治疗手段，并非咳嗽的根本治疗，且可能伴随不良反应。镇咳药物仅在咳嗽剧烈，影响宝宝日常生活时，经医生评估后酌情使用。

呕吐怎么办

宝宝呕吐时不建议马上喂水，胃肠道仍处于应激状态，此时大量喂水很可能出现"吃什么吐什么"的现象。正确的处理方法是先禁食1小时，再多次小口喂水，以减轻胃部不适。如果仍然喂不进水，观察孩子是否有囟门凹陷、哭时无泪、皮肤干燥等脱水的表现，必要时需要静脉补液，防止脱水、电解质紊乱。

腹泻怎么办

宝宝腹泻时建议多喝水、多喝奶以防脱水。腹泻严重，可以服用益生菌、蒙脱石散等止泻药物对症治疗。为预防宝宝腹泻脱水，在每次稀便后补充一定量的液体，等腹泻停止，才可以考虑停止补充液体。6月龄每次约50毫升奶水或补液盐，6月～2岁每次约100毫升，2～10岁每次约

150毫升。若已出现轻度脱水，可优选口服补盐液Ⅲ，按照药品说明书使用。若精神烦躁或昏睡，则尽快就医。

哭闹不止怎么办

家长应保持情绪稳定，观察宝宝的不适症状，态度温柔坚定地给予宝宝所需要的照顾。比如，及时给予发热的宝宝物理降温，尽量保证营养摄入量和种类。陪伴有精力的宝宝玩耍，做宝宝平时感兴趣的事，给予宝宝一些语言安抚和鼓励，如"吃了药会好一些""明天就不这么难受了"，给予宝宝拥抱、抚触、按摩等，帮助宝宝缓解情绪。不要对着宝宝愁容满面、唉声叹气，家长应发挥正向作用，化担忧为照顾宝宝的行动。如果宝宝能通过语言进行良好沟通，应实时询问宝宝的症状及需要家长如何帮助，多通过语言表达关心，避免指责或反复追究感染新冠病毒的原因。

浑身酸痛怎么办

疾病高发期会引起四肢乏力，浑身酸痛。注意卧床休息，给宝宝的床铺上垫上柔软的床垫，可以适当缓解酸痛。

什么情况下需要立即送孩子去医院就诊

宝宝因感染隔离在家，如果有以下症状，建议立即转至医院进行救治，以免贻误病情：
• 呼吸困难或气促。

- 出现嗜睡、持续拒食、喂养困难、持续腹泻或呕吐等情况。
- 原有基础疾病明显加重且不能控制。
- 经药物治疗后体温持续高于38.5℃，超过3天。

就医过程中应该要注意采取一些隔离措施，避免传染给其他人。

建议：

- 就医过程中避免使用公共交通工具，如公交车、地铁等，采用私家车为宜。
- 若病情紧急，直接拨打120急救电话。

时刻关注宝宝的精神状态

　　如果能正常吃喝玩耍，家长则不必因发热而过度焦虑。若出现以下情况则需要就医：3月内宝宝发热；3～24月龄宝宝发热持续24小时以上；2岁以上宝宝高热3天不退、出现拒食、呼吸困难、高热惊厥等，都需至医院就诊。

安全就医有哪些需要注意的细节

　　就近就医，气温低时注意防寒保暖。按需选择就近医院，提前进行网上或电话预约挂号，提前了解就诊流程，熟悉医院科室布局，按时间段就医，配合医院各项防控要求，备好口罩、消毒湿纸巾或免洗手消毒剂。

　　前往医院尽量选择步行、骑行、驾乘私家车等交通方式，若乘坐公共交通工具，全程佩戴口罩，注意与其他乘客保持安全距离，乘坐时尽量开窗通风。

戴好口罩。患儿和陪同人员就医期间，建议全程规范佩戴N95/KN95口罩。口罩弄湿或弄脏后，须及时更换，每个口罩累计佩戴时间不超过4小时。

保持手卫生。就医过程中减少触摸门把手、挂号机、取款机等公共设施表面，触摸后、如厕前后，及时洗手或免洗手消毒剂清洗双手。避免用未清洁的手触摸口、眼、鼻，回家后及时洗手。

保持安全社交距离。分时段就诊，遵守医院诊疗流程和规范，接受医院工作人员的引导。全程佩戴口罩，候诊和排队时与他人保持安全距离，做好个人防护；尽量选择楼梯步行，若乘坐轿厢电梯，应分散乘坐，避免同梯人过多。

尽量利用互联网线上咨询与医生沟通，如必须前往，注意做好个人防护，尽量减少就诊陪同人员。

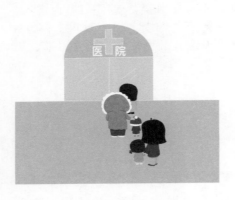

就诊结束后尽快离开，减少在医院的停留时间，回家后摘下口罩，第一时间使用洗手液或肥皂并用流动水洗手，更换外衣并尽快清洗。

感染后没有症状需要用药吗

没有症状则不需要吃药。药物只能缓解症状和不适，不当使用反而会出现不良反应。

家人被感染了，如何帮孩子做好防护

建议家庭成员佩戴 N95 口罩，将宝宝与新冠阳性家庭成员隔离开。注意常洗手，日常生活高频接触面常擦拭消毒，生活用品分开，减少近距离接触。用餐建议分餐制，用餐后进行消毒，感染的家庭成员应最后洗澡，洗澡后做好浴室的清洁和消毒。用过的纸巾、口罩，吃过的餐食应双层袋装，每一层鹅颈式结扎后尽快丢弃。只要应对得当，家长感染了宝宝不一定会被感染。

哺乳母亲被感染了还可以继续母乳喂养吗

母亲感染新冠病毒并非母乳喂养的绝对禁忌，目前大多数研究均建议坚持母乳喂养。多数研究结果显示，新冠阳性母亲的乳汁中未检测出新冠病毒核酸。与此同时，在感染后母乳样本中发现新冠病毒特异性抗体，表明母乳喂养对预防新生儿新冠病毒感染具有一定的保护性作用。

哺乳母亲感染后如何母乳喂养

需要做好个人防护，勤洗手，建议最好是把母乳挤出来喂养，避免直接亲喂，因为亲喂很难防范新冠病毒直接传染给宝宝。

孩子感染后什么时候可以解除隔离

轻症或无症状者隔离到第6或者第7天症状明显好转或无明显症状，病情加重需及时就诊。

家里的终末端消毒应该怎么做

感染新冠痊愈转阴后，家里需要彻底清扫消毒，但无须焦虑恐慌，只要注意以下清洁消毒要点即可。坚持房间通风，每天至少保证早晚两次各半小时的通风换气。清空冰箱，用含氯消毒液或浓度为75%的酒精擦拭，静置半小时后再用清水擦拭。贴身衣物、床被单、毛巾等用衣物消毒液清洗。用过的水杯、餐具可用含氯消毒液浸泡15分钟后再正常清洗，或用热水煮沸15分钟。家里的高频接触面比如门把手、水龙头、洗手池、遥控板、烧水壶、暖水瓶、开关、按钮、垃圾桶等，同样可用含氯消毒液或浓度为75%酒精擦拭，等待3分钟。卫生间内的马桶或便池需要用高浓度含有效氯2000mg/L的消毒液进行擦拭，包括马桶及周边位置，等待半小时后再用清水擦干。一些无法消毒的物品如贵重物品和书籍等，则放在柜中封闭静置即可，待病毒自然降解。

熏艾条可以防疫吗

新冠病毒对于紫外线和热是敏感的，艾条对于肺结核和金黄色葡萄球菌有一定的作用，但对于新冠病毒没有杀灭的效果。

感染了新冠需要戴着口罩睡觉吗

不需要戴着口罩睡觉。戴口罩会对睡眠质量造成不同程度的影响，也会导致呼吸不畅以及脑部缺氧等情况，从而引起头晕乏力等症状，感染新冠单独隔离休息即可。

新生儿家庭如何防疫

加强室内通风，每天至少早晚各通风换气半小时。保持物表清洁，要定期给宝宝的护理用品进行消毒。勤洗手，尤其注意更换尿不湿前后严格洗手。若家庭成员已感染，应尽量隔离，佩戴口罩，避免亲吻宝宝，减少密切接触和飞沫传播。大部分新冠感染的新生儿症状较轻，病程短（3～5天），轻症者可居家对症处理。但对于<3月龄发热的宝宝，不要自行使用退热药。若出现高热、嗜睡、奶量减少，腹胀腹泻、反应不好等状况，家长不要擅自在家使用药物，应立即就医，由医生评估病情，严重者需住院治疗。

育儿家庭需要准备什么防疫物品

准备好口罩、体温计、适量的抗原，还有一些对症的药物，如退烧、镇痛药：布洛芬、对乙酰氨基酚；缓解鼻塞、鼻涕药：生理盐水喷鼻剂；止咳、消痰药及复方制剂。不要盲目囤药，囤药过多，会导致药品过期，也更容易出现用药差错。

可以准备指脉氧饱和度监测仪，但没必要准备呼吸机。感染奥密克戎毒株后以上呼吸道症状为主，一般人感染后不会发生低氧的情况，不需要吸氧，所以不必囤制氧机。若出现呼吸困难、气促胸闷等，应及时就医。

鼻塞可以使用吸鼻器吗

如果鼻塞严重，可在每个鼻孔中分别滴入数滴生理盐水，稀释鼻涕后用吸鼻器吸出来，有助缓解3个月以下的宝宝鼻塞症状。若有洗鼻器，则用盐水冲洗鼻子，有助保持呼吸通畅。不建议自行使用缓解鼻塞药物，需遵医嘱。

带孩子外出时需要做好哪些防护

尽量不带儿童去人群密集的场所、通风不良的室内或与他人长时间接触，避免接触公共场所的物体表面，减少感染概率。咳嗽和打喷嚏时用肘部或纸巾遮掩口鼻，用过的纸巾应立即扔进封闭的垃圾箱，然后洗手或使用含酒精成分的免洗洗手液消毒。外出时尽量不要乘坐公共交通工具，按要求佩戴好儿童防护口罩，注意宝宝的小手不要乱摸，更不要用不洁净的小手触摸眼、口、鼻。如需至医院就诊尽量提前预约并按照预约时间前往，减少在医院候诊时间。

感染后除了喝柠檬水、姜汤还能喝什么

柠檬含有丰富的维生素C，可以增加免疫力，其实不仅

仅是柠檬，西柚、猕猴桃等水果中也同样含有丰富的维生素C。姜汤可以驱寒，如果觉得口味辛辣，可以适当添加红糖或者冰糖进行调味。米汤水也是不错的选择，补充水分的同时还可以养胃。需要注意的是，当宝宝高热时，一定要保证电解质的摄入，以防脱水引起电解质紊乱。在家可以喝一些电解质饮料，或者口服补液盐。

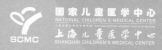

第六章

特殊患儿
——特别的爱给特别的你

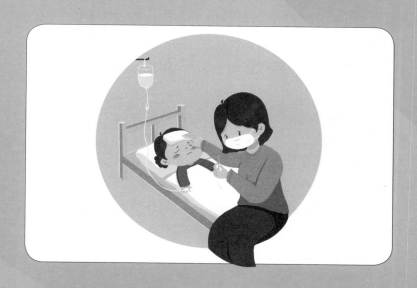

血液肿瘤患儿

血液肿瘤患儿易感染新冠病毒吗？感染后更严重吗

儿童肿瘤患儿感染新冠后的重症风险高于健康儿童，但绝大部分仍能康复。来自 St. Jude 儿童研究医院和国际儿童肿瘤学会牵头了一项名为"小儿癌症 COVID-19 全球登记"（*Global Registry of COVID-19 in Pediatric Cancer*）的研究。这项研究从 2020 年 4 月到 2021 年 2 月收集了来自 45 个国家的 131 家机构共约 1500 名肿瘤患儿感染 COVID-19 的相关数据。对数据的分析发现，20% 的儿童肿瘤感染者发展为重症，而同一时期健康儿童感染后重症比例仅为 1%～6%。研究中 65% 的肿瘤患儿需要住院治疗，4% 的人因新冠死亡。而当时健康儿童中新冠病死率仅为 0.01%～0.7%。

血液肿瘤患儿感染后要停止治疗吗

需要由主管医生综合评估患儿情况来决定。目前的部分文献和专家共识认为，对淋巴细胞影响大的治疗如 CD20 单抗、ATG、CART 治疗、造血干细胞移植等要暂停；在使用 JAK2 抑制剂、TKI/BKI 等的患儿不需要停止治疗；其余化疗需要由主管医生进行个体化评估和调整后决定。

血液肿瘤患儿如何预防新冠感染

除就医外尽量减少外出，如需外出戴好口罩（首选医用N95口罩）、注意保暖。回家后做好消毒工作并流动水洗手、更换口罩。家中常通风，可选用紫外线灯（注意预防眼灼伤等）、75%酒精等对家庭环境进行消毒。同时家长及照护者也要做好防护，避免传染给宝宝，建议家长及照护者都尽量接种新冠疫苗。

血液肿瘤患儿接种新冠疫苗安全吗

目前中国推荐＞3岁的儿童进行新冠病毒疫苗接种，对于血液肿瘤患儿原则上可接种新冠病毒灭活疫苗，与免疫功能正常者通常具有相同的安全性。国内外多个指南建议在非强化疗期间、非粒缺期的患儿可以接种新冠灭活疫苗，除非是接受了CD20单抗、CART细胞等淋巴细胞清除治疗。目前在新冠大流行期间，如果患儿病情缓解且没有相关并发症，推荐进行新冠疫苗预防接种。但血液肿瘤患儿尤其造血干细胞移植后患儿免疫系统恢复程度不一，对疫苗的免疫应答水平可能不同，因此预防作用不会完全一致。

血液肿瘤患儿感染新冠后都需要住院吗？有哪些情况需要紧急就医

接受小剂量化疗或移植后免疫已经重建的患儿感染新冠病毒后，可能无症状或者症状轻微，可居家观察。但血液肿瘤患儿是新冠不良预后的高危人群，需警惕出现重症可能，若出现以下症状之一，需即刻至急诊就诊：

- 患儿出现高热难退或经药物治疗体温仍持续高于

38℃，超过3天。

- 出现气促、呼吸困难、发绀、面色苍白、口唇发绀、肢体冰凉、可见花斑纹等。
- 出现精神差、嗜睡、抽搐、谵妄等。
- 喂养困难，腹痛难忍，持续腹泻或呕吐等。
- 骨髓抑制期或移植后免疫未重建患儿出现发热等感染症状时。
- 化疗间期的患儿，如果出现血象明显下降或炎症指标明显升高。

出现上述情况都应立即到医院就诊。如目前接受的化疗强度不太大，骨髓抑制不重，仅一过性发热，且热退后精神胃口尚可，可居家密切观察，动态监测血象变化，并通过互联网医院等方式与患儿的主管医生保持联系。

先天性心脏病患儿

新冠病毒感染会影响心脏吗

和其他病毒一样，新冠病毒感染也可能会影响心脏，部分可能导致心肌炎的发生。病毒中最常见引起心肌炎的病毒是柯萨奇病毒，占病毒感染导致心肌炎40%～60%。此外，巨细胞病毒、流感病毒、单纯疱疹病毒都有可能引起病毒性心肌炎。据报道，在23年内就诊于德克萨斯州儿童医院的14,322例患儿中，心肌炎约占0.3%，《新英格兰医学杂志》2022年10月发表的综述中提出，在新冠疫情期间，住院患儿中有0.4%位患儿确诊或者疑似为心肌炎。

新冠病毒对于心脏的影响可能是多方面的，除了病毒本身可以通过与血管紧张素转化酶2（ACE2）结合，引起一系列免疫反应从而影响心肌细胞外，还可能与细胞因子风暴、肺部病变导致氧合下降、心肌氧耗量提升、微血管血栓形成、心肌缺血等因素相关。

先天性心脏病患儿更容易感染新冠病毒吗？症状会更严重吗

目前没有研究表明先天性心脏病（简称"先心病"）患儿更容易感染新冠病毒，也没有研究证实感染新冠病毒之后的先心病患儿症状会更重，其整体预后跟普通儿童没有明显差异。在一项对于美国24万新冠住院患儿的调查中发现，仅0.2%的患儿合并有先心病。值得注意的是，对于那些没有通过手术治疗的复杂心脏畸形或者合并有慢性心肺功能不全的患儿而言，出现新冠感染后肺炎或者呼吸衰竭的相关风险会有所提高。所以，复杂先心病患儿如果合并有重症感染时，需要及时跟主治医师取得联系，完善相关检查明确心脏功能情况。

先天性心脏病患儿是否需要及时接种新冠疫苗

疫苗作为一种安全、经济、有效的手段，能有效刺激机体产生主动免疫力，从而保护机体免受相关病菌的侵袭。通常建议简单先心病术后且心功能稳定的患儿适时接种疫苗。复杂先心病患儿以及慢性心功能不全的儿童建议接种前经专科医生评估。

先天性心脏病患儿如何正确防护

除就医外尽量减少外出，保持社交距离，避免去人口聚集地。帮助宝宝养成良好的卫生习惯，包括勤洗手、不用不洁净的手触摸眼口鼻等。外出时佩戴好口罩。每天家中应开窗通风2～3次，每次不少于30分钟。必要时可选用紫外线灯、75%酒精等对家庭环境进行消毒（注意预防眼灼伤等）。培养良好的生活习惯，规律作息保证睡眠，合理营养膳食、加强蛋白质饮食提高宝宝的免疫力。对于部分先心病患儿需适时接种新冠疫苗。

新冠病毒感染对先天性心脏病患儿会有哪些影响

对于简单的先心病而言，如果术前没有明显气促、尿少或者反复肺部感染的情况，新冠病毒感染对于此类患儿的影响不大。对于复杂先心病患儿，新冠病毒感染有可能会加重症状，尤其发生在重症感染的时候，可能会影响患儿的氧饱和度，导致缺氧加重，或者对心功能产生影响。出现缺氧、精神萎靡、心功能不全等表现建议及时进行治疗，往往都能康复。

对于先心病术后患儿，如果心脏问题已经通过手术治愈且无须药物调整心功能的话，此类患儿感染新冠病毒跟正常儿童没有区别，可以对症处理。对于部分需要药物调整心功能或者心律失常的患儿，感染新冠病毒可能会因为肺部或者心肌损伤导致临床症状加重。

新冠病毒感染后会影响先天性心脏病手术吗

对于新冠病毒感染后多少时间才能开展先心病手术尚没有定论。英国皇家外科医生学院于2022年2月发表专家共识，建议在新冠感染后7周再择期手术，当然不同毒株对于心脏影响可能略有不用。绝大多数的简单先心病都属于择期或限期手术，可选择康复后一段时间进行治疗，可以和专科医生联系，经过综合评估后确定手术时间。但对于那些已经有喂养困难、呼吸困难、缺氧发作或者在口服利尿剂维持心功能的患儿，可以在新冠病毒转阴后进行综合评估急诊或亚急诊手术是否获益，从而判断是否需尽早接受手术治疗。

新冠病毒感染期间是否可同时服用先天性心脏病术后相关药物

理论上，退热药物（布洛芬或对乙酰氨基酚）和大多数先心病术后的药物没有相互作用。需要注意的是，部分先心病患儿术后会服用小剂量阿司匹林和华法林等抗凝药物。阿司匹林与退热药属同类药物，二者需要间隔一定时间再服用。而布洛芬与华法林同时服用时会产生协同作用，可能会导致患儿凝血酶原时间延长，增加出血风险，应注意及时监测凝血指标，调整药物剂量。

新生儿患儿

新生儿是怎么被感染的

目前研究表明，新冠病毒不能通过胎盘传播，因此很少有新生儿是在妈妈肚子里被直接感染新冠的，基本上是在出生后被新冠阳性的日常照护者所传染，如爸爸、妈妈、爷爷、奶奶、月嫂等。

新生儿如何面对病原体侵袭

新生儿是指从脐带结扎开始，到出生后28天内的婴儿。新生儿是胎儿的延续，随着从子宫内环境向出生后相对独立生存个体的重大改变，身体的各个系统都会发生生理变化，但是很多功能尚不成熟，包括免疫功能。这些也决定了新生儿面对外界细菌、病毒等病原体侵袭时有其独特的特点。

新生儿感染新冠病毒后有什么临床表现

新生儿感染新冠后，大多数有发热，一般为低热，体温在37.5 ~ 38℃，发热时间持续1 ~ 5天，其次有鼻塞、咳嗽、流涕等上呼吸道感染症状，消化道的症状主要是吃奶欠佳、少数有呕吐、腹泻。

新生儿感染新冠病毒后会不会有重症表现

迄今为止国内有新生儿重症感染的个案报道，主要是合并其他感染。新生儿可出现呼吸急促，甚至需要收入新生儿重症监护室给予呼吸支持治疗。

新生儿感染新冠病毒后会不会有后遗症

根据对已感染新冠后痊愈出院的新生儿进行随访，少部分新生儿可能有较长时间的鼻塞、咳嗽症状，没有其他不良表现，无并发症或后遗症。

新生儿感染新冠病毒后，该如何处理

通过新冠核酸或者抗原检测可以明确新冠感染，如确诊，可密切观察新生儿的表现，主要内容是多测体温，注意宝宝精神反应、吃奶状况、有无咳嗽、气促、鼻塞、烦躁不安、大便情况等。如果宝宝反复发热，物理降温效果不好，或体温≥38.5℃，吃奶反应不好，明显嗜睡、烦躁、哭闹不安、呼吸困难，应立即送医院就诊。

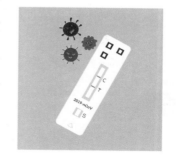

新生儿感染新冠病毒发热，怎么办

因为新生儿感染新冠后，大部分都会发热，但一般是低热，可以在家里给予物理降温，如温水擦拭宝宝额头、颈部两侧、腋下即腹股沟等处。如果物理降温效果不好，且持续≥38.5℃，应及时送医院就诊。

如何给新生儿物理降温

如发现新生儿有发热，首先可解开包被，减少衣服穿着，如果持续发热，可用冰宝贴敷额头、两侧颈部、腋下、腹股沟处，或者用温水给宝宝擦浴。避免用冷毛巾擦拭宝宝颈部及胸腹部，防止发生气管痉挛或寒战。

哪些情况新生儿需要及时就医

符合以下任何一条，即建议及时到医院就诊：

- 发热≥38.5℃或<36℃。
- 吃奶不好、精神反应差、嗜睡、烦躁不安。
- 阵发性连续咳嗽、气促、面色发绀或者涨得通红。
- 抽搐样表现。频繁呕吐、腹泻。

新生儿就医渠道

- 本地儿童专科医院发热门诊。
- 医院互联网就诊。
- 社会网络就医平台。

新生儿是否会再次感染

目前研究报道，奥密克戎变异株感染后，人的身体内虽可产生抗体，但对不同亚型奥密克戎变异株不一定能产生中和效果，因此仍有可能再次感染不同的新冠病毒变异株。

新生儿感染新冠病毒后多久才能恢复

一般宝宝发热1～5天，低热为主，接下来可能出现咳嗽、鼻塞和声音嘶哑，可持续2～4周，多数情况在2周左右缓解。目前的资料显示，新生儿新冠核酸转阴时间为8～26天，多数在14天左右。

新生儿感染后需要做什么检查吗

如果家里有新冠阳性病例或者有新冠流行病接触史，新生儿又出现发热等症状，可以先在家做新冠抗原检测明确病因，有时因检测时间太早，新冠抗原检测尚显示为阴性，那么需要带宝宝去医院，做新冠核酸检测；同时可以做血常规、C反应蛋白、降钙素原等明确体内感染情况，拍胸部X片可明确宝宝肺部是否受到影响。

抽血做化验或拍胸部 X 线片的异常表现

　　大部分新生儿单纯感染新冠病毒后，在医院里做的血常规、C反应蛋白检查是没有明显异常的，也就是白细胞、白细胞分类、血红蛋白、血小板数量都在正常范围内，偶尔会有白细胞数量减少（如少于$4.5×10^9$/L）。少数患儿可见血清淀粉样蛋白的升高。胸片则显示为两肺纹理增多，较少有肺炎的表现，但是如果患儿同时合并其他病原体如细菌或其他病毒感染，或者在患有其他疾病的基础上合并新冠病毒感染，辅助化验检查会有相应的异常。

新生儿感染新冠病毒后，常规疫苗接种怎么办

　　当新生儿正处于新冠病毒感染期，则所有疫苗接种计划都要暂停。等到宝宝新冠核酸转阴，且所有临床症状消失，一般在新冠痊愈2 ~ 4周后，经过专门的疫苗接种门诊评估后方可按序接种疫苗。

不能按计划接种疫苗，会不会有影响

　　在宝宝感染期间，原定的疫苗接种计划将不得不顺延，等宝宝新冠康复后，疫苗接种的医生将根据宝宝情况，重新制订新的疫苗接种顺序，会补上之前因故未接种的疫苗。

新生儿感染后出现腹泻怎么办

部分新生儿感染新冠后，除了发热，还可能出现大便性状和次数的改变。这可能是病毒感染导致宝宝胃肠道暂时性功能紊乱，使其蠕动增快所致，我们可以对症处理，用蒙脱石散保护肠黏膜，改善大便性状，用益生菌调理肠道功能。

母乳喂养的新生儿对新冠会不会有免疫力

妈妈的初乳中虽然含有一部分免疫成分，如分泌型IgA，乳铁蛋白及少许免疫细胞，但这些都不是特异性针对新冠病毒，特别是后期的成熟母乳，免疫成分更少，因此，喝母乳并不能给宝宝提供新冠免疫防护。

不同孕期的新生儿新冠病毒感染有区别吗

从已有的数据表明，不管是足月儿还是早产儿，都会感染新冠病毒。但绝大部分感染新冠病毒的是足月儿，而且是社区获得性的，考虑可能早产儿早期因在医院里监护，防护相对家里要好，感染的概率相对小的缘故。

第七章

安心居家
——隔离病毒不隔爱

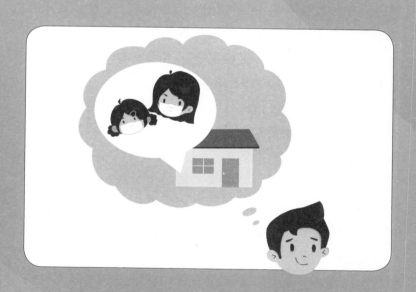

居家营养

当孩子出现发热、咳嗽、腹泻等感染后症状，饮食上需要注意什么

当孩子发热时，在进行物理降温和口服退烧药等药物同时，需要给孩子补充水分、矿物质以及维生素，保证尿量充足，大便通畅。可以用新鲜水果煮水、柑橘类水果泡水等方法给白水增味，有利于增加液体摄入。

同时，孩子的餐食应较平时更易咀嚼消化，例如菜肉厚粥、蔬菜鸡蛋疙瘩汤、水果粥、蔬菜虾仁馄饨、肉丝青菜汤面等。蔬菜水果本身90%以上为水分，吃足量蔬果有助于孩子补充水分、矿物质以及维生素。此外，可尝试制作水果羹、蔬果奶昔、鲜榨果蔬汁（不去渣）等给孩子补充水分、蛋白质、矿物质及维生素。

儿童由于发热等情况食欲减退，可以适当使用醋、酱油等调味品；使用番茄、黄瓜、海产品、菌菇、笋等食材为菜肴增鲜提味，增进食欲。

当孩子出现咳嗽以及咽喉不适时，父母为其使用止咳药物同时，依然需要注重水分补充，保持口腔和咽喉部湿润，可尝试温水、淡蜂蜜水等，忌刺激性食物。

对于腹泻的孩子，父母在给予必要的止泻药同时，鼓励孩子少量多餐进食，不要回避蛋白质摄入，可以通过切碎做细食物的烹饪方式，减轻消化负担；避免使用粗糙、多渣、多籽的食物加重腹泻，如芹菜、梨、火龙果等。对于婴幼儿，可考虑短期使用无乳糖乳制品或者腹泻配方。

必要时，可考虑口服补液盐等缓解腹泻造成的电解质流失。

孩子生病期间，一天的饮食需要包括主食、荤食、蔬果、奶制品等四大类食物。父母可以根据实际情况个体化安排餐次和种类，小年龄儿童可采取每天5～6餐，大年龄儿童可采取每天4～5餐，灵活搭配每餐食物。如经口饮食过少，可考虑使用口服营养补充剂来满足营养需求。

新冠病毒感染轻型和普通型患儿的营养治疗方案包括哪些（无症状患儿参照轻型）

根据患儿年龄、性别和生长发育水平推荐相对应的平衡膳食，强调足够的能量和蛋白质摄入，强调富含维生素D、维生素C、锌和硒的食物摄入，食量参照标准为正常同年龄、同性别儿童的推荐膳食摄入量。

0～6月龄营养方案

母乳喂养或配方奶喂养补充，按月龄逐步增加喂养量，目标每天800～1000毫升。对于以母乳喂养为主的宝宝，母亲膳食需参考"中国哺乳期妇女平衡膳食宝塔（2022版）"，强调能量适当增加的同时，蛋白质多样（畜、禽、鱼、蛋、奶、豆）且充足；蔬果颜色丰富，深色蔬菜占一半；主食粗细搭配，增加维生素B族和矿物质及膳食纤维摄入；饮水充足；每天补充维生素D 400～800国际单位。

7～12月龄营养方案

继续母乳喂养或配方奶补充喂养，每天700～800毫升。

根据婴儿的生长发育情况，推荐4～6月龄添加辅食，分阶段喂养。从肉泥/肝泥、铁强化谷物等糊状食物开始，重视动物性食物和蔬菜的添加，辅食添加由一种到多种，食物质地由细到粗，回应式喂养；其中的蛋白质、铁、锌、维生素C和维生素B族等营养素，是促进宝宝免疫功能的重要营养素。

1～3岁（含3岁）营养方案

根据年龄给予幼儿普食并补充母乳或其他奶制品每天400～600毫升，也可部分由天然奶酪或者原味酸奶代替；可将部分奶制品和水果作为加餐，正餐定时、定量且搭配均衡，继续培养孩子吃蔬菜的习惯。2～3岁每天饮水600～700毫升。

>4岁饮食营养方案

根据年龄及儿童营养状况给予普食，补充奶制品每天350～500毫升，不喝含糖饮料，通过新鲜蔬果补充维生素和矿物质，特别是深色蔬果，每天的蔬果颜色丰富。在均衡三餐的基础上，合理选择零食，首选原味酸奶或者天然乳酪、新鲜水果、原味坚果等天然高营养密度食物，不吃或者少吃深加工食物（富含盐、糖和饱和脂肪，但往往维生素矿物质不足），每天足量饮水：4～5岁700～800毫升；6～10岁800～1000毫升；11～17岁1100～1400毫升。

居家儿童（6～9岁）一日餐食参考

早餐：1个茶叶蛋、1个菜包、1小段玉米、1杯牛奶
（富含蛋白质、膳食纤维，以及钙等。）
上午：6～8颗草莓
（富含维生素C和膳食纤维。）

午餐：1 小碗糙米饭、炒青椒洋葱牛柳、炒鸡毛菜
　　　（富含蛋白质、铁、维生素 C、叶酸、膳食纤
　　　维等。）
下午：1 杯原味酸奶
　　　（富含蛋白质和钙。）
晚餐：蒜蓉西红柿虾仁意面、凉拌菠菜
　　　（富含蛋白质、DHA、维生素 C、叶酸、胡萝
　　　卜素、膳食纤维等。）

新冠病毒感染重症患儿的营养治疗方案包括哪些

处于重症期的新冠病毒感染患儿需要包括重症科、呼吸科、感染科、消化科、营养科等多学科综合诊疗。其中，营养治疗是临床治疗的有机组成。重症患儿的营养摄入不同于普通患儿，早期能量摄入往往更低，但是蛋白质需求更高，且需要遵循严格液体容量管理，保持出入平衡。此外，建议加强血清微量营养素浓度监测，如有缺乏则需要针对性补充。同时注意维生素 D 和维生素 C 的监测与补充。不推荐常规添加免疫增强剂。

由于患儿可能出现经口进食量不足的情况，必要时可口服营养补充剂、管饲营养制剂、补充肠外营养等多种途径补充营养，维持适宜的营养摄入。

营养支持过程中，积极观察、随访、诊断并处理相关并发症，防治喂养不耐受、电解质紊乱（如再喂养综合征等）等情况。

新冠病毒感染患儿出院后营养随访的注意事项

重度新冠病毒感染可能会引起嗅觉和味觉改变。需要重症监护的患儿，由于其全身炎症反应会导致体重丢失和营养不良。对所有出院的新冠病毒感染康复患儿，尤其是重症监护室出院后的患儿，营养管理的目标是维持良好的营养状况以保证正常的生长发育、降低复发风险。日常饮食应遵循《中国居民膳食指南》的基本要求。

对有营养风险或营养不良的患儿以及重症监护室出院患儿，出院后仍需定期营养门诊随访，通过营养风险筛查及全面营养评定，随访饮食情况、营养状况、代谢指标和感染相关指标，如体重、身长、体质量指数、人体成分、血常规、肝肾功能等，必要时继续给予口服营养补充剂，予以家庭营养指导。建议到医院新冠随访门诊定期就诊咨询指导。

居家期间，儿童饮食安全需要注意什么

疫情期间，人体免疫力的作用尤为重要。科学饮食帮助强化人体免疫功能。由于5岁以下儿童是食源性疾病的易感人群，居家期间，父母需特别注意"食品安全五要点"：保持清洁、生熟分开、烧熟煮透、保持安全温度以及使用清洁的水和食材。

首先，使用流水和肥皂或者洗手液，采用"七步洗手

法"清洁双手，时长至少20秒（大约为一首《生日快乐歌》的播放时间）；保持厨具和餐具的清洁，使用后及时、彻底清洗干净，并定期消毒；使用流水清洁蔬果等食材。

其次，对生熟食材进行分别处理，相应的厨具等不混用，如分别准备生熟用案板等；冰箱里，生熟不同的食材需要放在不同的隔层和区域。

注意要彻底烧熟食物。可使用食物温度计测试食物的核心温度，一般安全温度为70℃；同时，不建议食用生的肉蛋奶等食品，以免出现因为细菌感染而造成的腹泻、呕吐等食物中毒症状。

再次，利用适宜的温度保存食物，例如剩菜剩饭可放置在冰箱冷藏室顶格，不超过48小时，食用前需要彻底加热；生肉需要冷藏在0℃保险格或者放置在冷冻室里；蔬果需要放在冷藏室的最下层保鲜；宝宝辅食则首推随吃随做或者正规生产的商品化辅食，分装保存，冷藏不超过48小时。

最后，挑选新鲜卫生的食物，使用干净的水源，不吃超过保质期的食品等。

儿童居家容易饮食不规律，如何调整

长期居家容易让孩子像"过寒假""过暑假"一样晚睡晚起、时不时找零食吃、沉迷电子娱乐等，进而可能出现跳过早餐、高能量零食摄入过多、整日觅食、频繁夜宵等诸多饮食问题。

首先，父母需要引导孩子规律早睡，把活动尽可能安排在白天，睡前尽量不使用电子产品，以免过度兴奋、难以入睡。早睡是早起的重要条件，早睡也能够减少吃夜宵的机会；能够早睡早起，意味着规律的生活节奏成功了一大半。

其次，父母应注意家里食品的收纳，尽量不在厨房以外或者非餐厅区域摆放各种小零食等，让孩子在非进餐时间和地点多把注意力放在其他活动上。

最后，父母和家庭成员尽量不大量采购膨化食品、糖果、饼干、蛋糕、含糖饮料等零食，从源头上减少儿童居家时期零食摄入过量。

儿童居家期间活动减少，如何保持健康体重

由于儿童日常身体活动大幅减少，父母或其他看护人在给孩子备餐时，更需要注意如下几点：

规律进餐，减少"整日觅食"和夜宵造成的能量摄入过多。

饮食结构合理，参照"各年龄段中国儿童膳食宝塔（2022）"和"中国居民平衡膳食餐盘（2022）"。

烹饪方法清淡，以蒸煮余炖、少油清炒、凉拌为主，减少重油炸制、红烧等方法，可巧妙利用空气炸锅、微波炉、烤箱等厨电，减轻烹饪负担的同时，管理烹饪油量使用。

家庭共同进餐，分餐进食，餐量适宜，不追喂孩子；培养孩子细嚼慢咽的好习惯。

严格管理高能量零食饮料，从父母自身做起。

主动开展身体活动，减少久坐时间；可尝试在客厅书

房等空间较宽敞的房间开展健身操、跑步机、固定单车等运动，建议每天至少30分钟，最好可达60分钟以上，强度以居家时可出汗、有一定心率增加为宜。毕竟除了静息代谢，每天的能量消耗主要来自于上下学等多种日常活动，想要居家时有相近的消耗，就要更多地动起来！

儿童居家期间是否需要使用复合维生素等补充剂强化营养

建议通过均衡饮食获取充足的微量营养素（维生素和矿物质），强调富含维生素D、维生素C、锌和硒的食物摄入。剂量参照标准为正常同年龄、同性别儿童的推荐膳食摄入量。此外，如有微量营养素摄入不足或者缺乏等情况，建议在医生或者临床营养师指导下服用维生素和矿物质补充剂。户外活动少的情况下，可每天补充维生素D 400～800国际单位。

居家消毒

育儿家庭居家环境消毒有哪些关键点

具有完全自理能力的隔离人员单独房间居住，可对单独房间自行消毒，其他房间由同住人员实施，消毒可分房间进行，尽量避免人员在场。

居家隔离期间要加强室内空气消毒，做好重点区域（共享卫生间等）和日常物品表面（如餐具、台面、门把手、电话机、开关、洗手盆、水龙头等）的消毒。

家庭建议选用消毒湿巾，或低腐蚀、刺激性小的消毒剂，尽量采用擦拭（拖拭）消毒的方法。

居家隔离结束后，应对居家环境进行一次全面消毒。

为什么要进行居家环境的消毒

奥密克戎的传播途径除了接触传播，还有飞沫、气溶胶的传播途径，且这些传播途径我们往往难以察觉。因此，居家隔离时，要对居所内部的所有居家隔离人员可能接触的物品进行消毒。

居家空气消毒应该怎么做

居家隔离最基本环境条件是空气清新、卫生合格。可以开窗通风来保持空气的清新，通风时间可以选在朝阳初升的清晨或者是天气爽朗的午后，每天通风 2 ~ 3 次为宜，每次 > 30 分钟，在冬季需要注意保暖。若居住场所不能满足自然通风的需求，也要使用排风扇等设施，进行机械通风。卫生间内应加强开窗通风，或开启排气设备进行通风换气。中央空调应关闭回风，按照全新风模式运行。

卫生间应该如何消毒

有条件的隔离人员可单独使用一个卫生间，一日一消毒；如家庭共享卫生间，居家隔离人员每次用完厕所应当消毒一次，便池及周边可用 2000mg/L 的含氯消毒液擦拭消毒，作用30分钟后用清水擦净。厕所门把手、冲水开关、水龙头等手经常接触的部位，可用有效氯500mg/L的含氯消毒液擦拭，作用30分钟后清水擦净。

日常家居如何消毒

日常物品表面，如台面、门把手、电话机、开关、洗手盆、水龙头、热水壶等日常可能接触使用频次较多的物品表面，可用酒精含量75%的消毒湿巾、1%过氧化氢湿巾、含有效氯500mg/L的含氯消毒液擦拭消毒，一般30分钟后用清水毛巾擦净，每天至少1次。

地面每天用500mg/L的含氯消毒液进行湿式拖地，待30分钟后再用清水拖地1 ~ 2遍。

居家隔离人员使用后的餐具如何消毒

居家隔离人员不要与同住人员共同用餐，餐具应当分开使用。餐具首选煮沸消毒15 ~ 30分钟，也可用含有效氯250 ~ 500mg/L含氯消毒液溶液浸泡15 ~ 30分钟后再用清水洗净。

居家隔离人员的衣物、毛巾、被褥等纺织品如何进行消毒

居家隔离人员的衣物、毛巾、被套等需要清洗时，需要单独放置，用含有效氯250 ~ 500mg/L含氯消毒液溶液浸

泡30分钟后用清水漂洗干净。对于棉被等不适合洗涤浸泡的物件可以放到阳光下暴晒消毒。

居家隔离人员唾液、痰液等污染的物品应该如何消毒

居家隔离人员唾液、痰液等污染的物品要随时消毒，处理污染物时应当佩戴手套和口罩，先清洁肉眼可见的污染物，再用含有效氯500 ~ 1000mg/L的含氯消毒剂擦（拖）被污染表面。处理完毕后洗手或手消毒。

家里的冰箱应该如何消毒

家庭里最有可能残存新冠病毒的就是冰箱。冷藏室4 ~ 5℃，冷冻室－18℃，都非常适宜病毒存活。冰箱可以用酒精含量75%的消毒湿巾或含有效氯1000mg/L的含氯消毒液擦拭。家中的阳性感染者康复后，可拔掉冰箱电源，用含有酒精的湿巾把冰箱擦拭一遍，含有效氯1000mg/L含氯消毒液擦拭，作用30分钟后用清水擦净。

居家隔离期间产生的生活垃圾如何处理

家里所有的垃圾，用含有效氯1000mg/L的含氯消毒液喷洒消毒至完全湿润，然后扎紧袋口，袋口再用含氯消毒液喷洒，确保垃圾无渗漏后再丢弃。

消毒液的浓度配置

　　250mg/L含氯消毒液：2L水＋有效氯含量为500mg/片的含氯消毒片1片。

　　500mg/L含氯消毒液：1L水＋有效氯含量为500mg/片的含氯消毒片1片。

　　1000mg/L含氯消毒液：1L水＋有效氯含量为500mg/片的含氯消毒片2片。

　　2000mg/L含氯消毒液：1L水＋有效氯含量为500mg/片的含氯消毒片4片。

居家网课用眼卫生

合理安排使用居家网课设备

　　目前并没有明确的科学证据证明最佳的网课设备、距离以及角度，尽量不选择需要近距离用眼的电子设备（理论上来说，护眼指数电视＞电脑＞手机），在保证视觉质量、清晰度的前提下，扩大观看距离，缩短近距离用眼时长，在课程间隙远眺放松，并且保证学习时的环境光照稳定。

怎样做到读写方式正确

　　坐姿牢记"一拳一尺一寸"（即胸部离桌子的距离为一个拳头，眼睛离书本的距离为一尺，手指离笔尖的距离为一寸），掌握正确的握笔姿势，避免歪头。读写的环境需尽量保证稳定，不要在走路、吃饭、卧床时、晃动的车厢内用眼。避免在阳光直射下用眼，室内灯光选择接近日光的照明条件。

课间休息如何保护眼睛

在近距离用眼一段时间后，为眼睛安排一次短暂的中场休息，可以起到放松调节，缓解疲劳的作用：比如用眼30 ~ 40分钟后，休息5 ~ 10分钟；或用眼20分钟后，远眺20秒。休息期间还可以做一做眼保健操、按摩眼周，也可以通过毛巾热敷、使用不含防腐剂的人工泪液等达到放松、湿润眼睛的目的。

如何进行户外活动

户外活动对于近视的预防和控制有很重要的作用。中小学生尽量每天保证2小时以上阳光下的户外活动，连续或累积的户外活动都是可以的，对于运动的方式并没有明确限制。条件有限时，光照充足的阳台也可以是不错的活动场地。户外活动是最快乐、安全、有效又经济的近视防控办法，快点一起动起来吧！

防控视力下降有什么妙招

近视是不可被"治愈"的，但是临床上有很多手段可以协助控制近视进展。目前常用的有眼药水（低浓度0.01%阿托品等），角膜塑形镜（OK镜），硬性透氧性角膜接触镜

（RGP），多焦点软性角膜接触镜，功能性框架镜等。需要到专业的眼科医疗机构进行验配、购买，并且在使用/佩戴期间要遵医嘱定期复查。

特殊时期，佩戴角膜接触类镜片的孩子家长要注意做好镜片清洁卫生。当操作者、佩戴者出现感冒、发热、眼红、分泌物增多等全身以及眼部不适的时候，要停止接触、佩戴镜片，待病情稳定后再恢复操作或者佩戴。发现镜片有明显破损、划伤、异物沉淀等，或佩戴后出现眼部异常，也要及时停戴，待线下复查以明确镜片情况。

滴用眼药水的宝宝如果出现眼红、眼痛、视近模糊等，需暂停用药，择期线下就诊，明确原因再决定是否继续用药。

家长的监督作用

了解科学的用眼知识，做到"未近防近，已近冷静"，不能病急乱投医，选择科学的方法来应对。日常为宝宝合理规划课外学习任务，尽量减少需要近距离用眼的课程，避免过度疲劳。以身作则，通过自身的良好生活、用眼习惯，为宝宝树立榜样。为宝宝提供良好的用眼环境，协助监督宝宝养成正确的用眼习惯，保证睡眠、饮食。与宝宝建立良好、有效的沟通，一旦发现宝宝有眯眼视物或视物凑近等可疑近视迹象出现，及时带宝宝至专业的眼科医疗机构进行全面检查，遵医嘱进行科学的干预，避免不正确的矫正方法导致近视加重。

如何定期检查勤监测

一般3～6个月就诊1次，有不良用眼习惯、既往检查发现有近视趋势、近视进展较快、父母有高度近视等高危人群可酌情增加就诊频率。一旦发现宝宝有眯眼视物、视物凑近、视物不清等可疑近视迹象出现，或者已有的矫正手段（框架镜、角膜接触镜等）无法维持良好的视力状态，需及时就诊。若不方便线下就诊，可通过医院的互联网门诊进行咨询，以获得专业的指导和意见。

怎样保障孩子的饮食睡眠

保证充足的睡眠时间也很重要，小学生每日的睡眠时间应保证在10小时，初中生保证在8小时，高中生保证在9小时。不仅对于近视，而且对于维持良好的学习状态、免疫力以及生长发育都有重要意义。

对于预防近视、延缓近视进展并没有特效食物，保证营养均衡，避免挑食、偏食，多吃鱼类、水果、绿色蔬菜等，少吃甜食和含糖饮料。

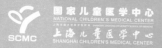

第八章

不迷信不盲从
——安全用药，战胜病毒

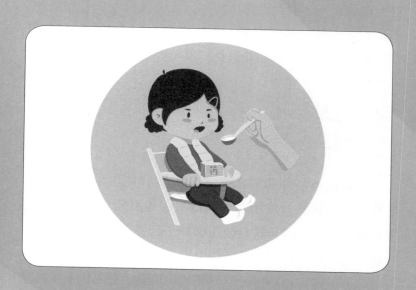

感染新冠病毒后，会有哪些症状

宝宝新冠病毒感染后，主要以上呼吸道症状为主，发病快，一般在1天内发病。症状以发热、咳嗽、鼻塞、流涕等为主，还可能会有呕吐、腹泻等消化道症状。

婴幼儿发热时用什么药

发热是新冠病毒感染初期最主要的症状，当宝宝体温高于38.5℃，可以使用布洛芬和对乙酰氨基酚这两类药物进行退热，对于有热性惊厥史的宝宝，建议38℃开始服药。不推荐成人使用的安乃近、吲哚美辛、阿司匹林、尼美舒利等其他药物用于婴幼儿退热，以免产生不良反应。

如果高热不退，布洛芬和对乙酰氨基酚能不能一起用

不推荐布洛芬和对乙酰氨基酚联合使用给宝宝退热。虽然两个药物联合使用对于降低宝宝体温较单用一种药物效果略好，但是两药联合使用增加了药物不良反应的风险，因此不建议两药联合或者交替用于宝宝退热治疗。

对于高热宝宝，在使用药物降温的同时，还可以采用物理降温。我们不建议家长使用酒精进行降温。比较好的物理降温是用温水擦拭脖子、腋窝、额头等身体部位，还可以采用退热贴、减少穿着的衣服等方法，改善高烧宝宝的舒适度。

使用对乙酰氨基酚和布洛芬需要注意什么

对乙酰氨基酚和布洛芬均属于退热药物，并都有一定的镇痛作用，目前市场上退热药物的剂型种类较多，包括有片剂、胶囊、混悬液、混悬滴剂、颗粒剂、栓剂等，因此在服用退热药物之前，必须先确认药品单包装剂量是多少，即每片、每袋或是每毫升口服溶液含有多少毫克的布洛芬或对乙酰氨基酚，而对于婴幼儿，因为易于准确量取剂量和使用方便，我们推荐首选使用口服溶液剂，例如混悬滴剂或是混悬液。

对乙酰氨基酚可用于2月以上儿童，使用剂量一般为每次 10 ~ 15mg/kg，单次剂量最大不超过600毫克。使用后0.5 ~ 1小时起效，作用持续时间4 ~ 6小时，对于持续发热的宝宝，服用混悬滴剂或是口服混悬液，均可间隔4 ~ 6小时重复用药1次，但24小时不超过4次。使用对乙酰氨基酚时需要注意千万不要过量服用，以免造成肝功能损伤。肝功能不全的宝宝不建议使用对乙酰氨基酚，大于6个月以上儿童可选用布洛芬。

另外，目前市场上有很多的儿童复方感冒药，如复方氨酚美沙糖浆、酚美愈伪麻口服液、酚麻美敏混悬液、氨酚伪麻滴剂等都已含有对乙酰氨基酚，这些复方感冒制剂建

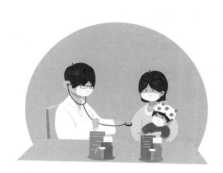

议不要和对乙酰氨基酚同时服用，以免导致对乙酰氨基酚过量，造成严重肝损等不良后果。父母在给孩子用药时，如果看到药名中含有"氨酚"或者"酚"时可以多注意下，看看这个药是否含有对乙酰氨基酚，可以避免重复用药的发生。

布洛芬可用于6月以上儿童，使用剂量一般为每次5～10mg/kg，单次剂量最大不超过400毫克。使用后约1～2小时起效，作用持续时间约6～8小时。对于6个月至3岁持续发热，需要服用混悬滴剂的宝宝，建议可间隔6～8小时重复用药1次，24小时不超过4次。而服用口服混悬液的1岁以上持续发热的宝宝，则建议可间隔4～6小时重复用药1次，24小时不超过4次。需要注意的是，长期大剂量使用布洛芬可能会造成肾功能的损害，同时也可能会引起胃肠出血等严重的胃肠道不良反应，对于心功能不全的宝宝不推荐使用布洛芬，此时可选用对乙酰氨基酚。同样的，使用布洛芬时，也不要与含对乙酰氨基酚或其他退热成分的感冒药一起服用（表1）。

表 1　对乙酰氨基酚和布洛芬的使用注意事项

	对乙酰氨基酚	布洛芬
使用剂量(次)	10～15mg/kg 单次不超过600mg	5～10mg/kg 单次不超过400mg
起效时间(小时)	0.5～1	1～2
作用持续时间(小时)	4～6	6～8
使用次数	24小时不超过4次	24小时不超过4次
注意事项	1. 肝功能不全者不建议使用 2. 使用时不要同服含对乙酰氨基酚的复方感冒药 3. 宜在餐后服药	1. 肾功能不全、心功能全者不建议使用 2. 患有消化性溃疡或出血史者不建议使用 3. 宜在餐后服药

感染新冠病毒后，可以使用哪些抗病毒药物

目前市场上针对治疗新冠的抗病毒药物主要有奈玛特韦片/利托那韦片组合包装片剂，其适用人群为发病5天以内的轻型和普通型且伴有进展为重型高风险因素的成人和青少年（12～17岁，体重≥40kg）。具体用法为300毫克奈玛特韦与100毫克利托那韦同时服用，每12小时一次，连续服用5天。如果患儿在开始本品治疗后因重症或危重需要住院，也建议完成5天的治疗。

《新型冠状病毒肺炎诊疗方案（试行第十版）》推荐用于治疗新冠肺炎的药物还有单克隆抗体：安巴韦单抗/罗米司韦单抗注射液。两药联合用于治疗轻型和普通型且伴有进展为重型高风险因素的成人和青少年（12～17岁，体重≥40千克）患儿。具体用法：二药的剂量分别为1000毫克，在给药前两种药品分别以100毫升生理盐水稀释后，经静脉序灌输注给药，以不高于4毫升/分钟的速度静脉滴注，之间使用生理盐水100毫升冲管。在输注期间对患儿进行临床监测，并在输注完成后对患儿进行至少1小时的观察。

目前暂无推荐用于12周岁以下儿童的针对治疗新冠的特效抗病毒药物。

服用中成药抗病毒需要注意什么

改善新冠感染症状的中成药包括有莲花清瘟颗粒、小

儿豉翘清热颗粒、蒲地蓝口服液、双黄连口服液等清热解毒类药物。

中成药品种繁多，成分复杂，很多中成药都含有相同的成分。比如同时含有连翘和金银花的有连花清瘟颗粒、双黄连口服液、小儿热速清口服液、小儿肺热咳喘口服液、健儿清解液等品种；含有板蓝根的有连花清瘟颗粒、蒲地蓝消炎口服液、小儿热速清口服液、小儿咳喘灵口服液、小儿肺热咳喘口服液等品种；含有柴胡的有小儿豉翘清热颗粒、小儿热速清口服液、小儿柴桂退热颗粒、小儿青翘颗粒等品种。儿童常用中成药的具体成分如表2所示。

如果盲目使用两种以上中成药，可能会造成重复、叠加用药，使得宝宝容易出现腹痛、腹泻、恶心等不良反应，因此建议使用中成药时选用一种药物即可。另外中成药属于治疗性药物，一般不推荐预防性使用，以免增加不良反应。

表 2　儿童常用中成药具体药物成分

药 品	药 物 成 分
连花清瘟颗粒	连翘、金银花、板蓝根、大黄、炙麻黄、炒苦杏仁、石膏、绵马贯众、鱼腥草、广藿香、红景天、薄荷脑、甘草
蒲地蓝消炎口服液	黄芩、板蓝根、蒲公英、苦地丁
双黄连口服液	连翘、金银花、黄芩
小儿豉翘清热颗粒	连翘、黄芩、柴胡、大黄、淡豆豉、薄荷、荆芥、炒栀子、青蒿、赤芍、槟榔、厚朴、半夏、甘草
小儿热速清口服液	连翘、金银花、黄芩、板蓝根、柴胡、大黄、葛根、水牛角
小儿柴桂退热颗粒	黄芩、柴胡、桂枝、葛根、浮萍、白芍、蝉蜕
小儿青翘颗粒	连翘、柴胡、山银花、粉葛、大青叶、山豆根、甘草
小儿咳喘灵口服液	金银花、板蓝根、麻黄、苦杏仁、石膏、甘草、瓜蒌

（续表）

药　品	药　物　成　分
小儿肺热咳喘口服液	连翘、金银花、黄芩、板蓝根、麻黄、鱼腥草、苦杏仁、石膏、甘草、知母、麦冬
小儿清热止咳口服液	黄芩、板蓝根、麻黄、炒苦杏仁、石膏、甘草、北豆根
蓝芩口服液	黄芩、板蓝根、栀子、黄柏、胖大海
克感利咽颗粒	连翘、金银花、黄芩、荆芥、炒栀子、玄参、僵蚕(姜制)、地黄、射干、桔梗、薄荷、蝉蜕、防风、甘草
健儿清解液	连翘、金银花、菊花、山楂、苦杏仁、陈皮

咳嗽用什么药

如果宝宝喉咙有痰难以咳出时，可以选用氨溴索、羧甲司坦、乙酰半胱氨酸、桉柠蒎等化痰药，有助于宝宝排痰。使用乙酰半胱氨酸时请注意，如果宝宝患有支气管哮喘，是不推荐使用该药的。

对于宝宝无痰干咳的情况，可以选用含有福尔可定、右美沙芬等止咳成分的药物，可以改善宝宝的咳嗽症状。使用时请注意不要过量用药，以免宝宝出现头痛、头晕等症状。

化痰药和止咳药可不可以一起吃

对于痰量多的宝宝，咳嗽是有助于痰液排出的。目前儿童患者中使用较多的黏液溶解剂类化痰药，例如氨溴索等，在和中枢性止咳药同时使用时，在咳嗽被抑制后，有可能会造成稀化的痰液堵塞气道，反而不利于痰液顺利排出，导致感染加重的风险增加。因此对于痰量多的宝宝，应尽量避免黏液溶解剂类化痰药和中枢性止咳药，包括含有右美沙芬、福尔可定等药的感冒复方制剂，一起使用。

鼻塞、流涕用什么药

对于宝宝鼻塞、流涕症状，可以选用西替利嗪、氯雷他定等抗过敏药进行对症治疗，建议临睡前服用，具体品种及注意事项如表3所示。另外家长还可以使用海盐水喷鼻剂，清洁宝宝鼻腔，辅助改善鼻炎症状。

表 3　儿童常用抗过敏药及使用注意事项

抗过敏药	第一代	第二代	第二代新型
代表药物	氯苯那敏 苯海拉明	西替利嗪 氯雷他定 依巴斯汀	左西替利嗪 地氯雷他定
镇静作用	有	较轻	较轻
口干、便秘	有	无	无
能否与葡萄柚同服	不能	不能 （西替利嗪可以）	可以
肾功能不全	减量或慎用	减量或慎用 （依巴斯汀不需减量）	减量或慎用

对于严重鼻塞的宝宝，还可以使用呋麻滴鼻液、羟甲唑林滴鼻液等药物。使用时先清洁宝宝的鼻腔，然后缓慢滴鼻，滴完后轻按宝宝鼻翼，使药液布满鼻腔，最后让宝宝缓慢呼吸，千万不要用力呼吸，以免药液进入咽喉，导

致不良反应的发生。值得注意的是，呋麻滴鼻液、羟甲唑林滴鼻液等药物连续使用不要超过7天，如果使用时间过长，反而会加重宝宝的鼻塞症状，导致药物性鼻炎。

腹泻用什么药

儿童常用的腹泻相关药物主要有以下三类：

* 肠黏膜保护剂：如蒙脱石散。使用蒙脱石散需注意，过量服用该药可能引起便秘。
* 益生菌：如双歧杆菌三联活菌散、枯草杆菌二联活菌颗粒、布拉氏酵母菌散等。每个品牌的益生菌储存条件不同，父母们应仔细查看其存储要求，放置在相应的环境中，以免失效。另外需注意，如果宝宝需要同服抗生素进行治疗，应与益生菌间隔2小时以上。
* 口服补液盐：该药用温开水化开后，宝宝应少量多次给予。使用该药前父母们应注意宝宝的尿量，如果宝宝无尿或尿量很少不能使用该药。

需不需要服用抗生素

抗生素一般用于治疗细菌感染而引起的疾病，而新冠是一种冠状病毒引起的感染，感染源并不属于细菌，抗菌药物对于杀灭新冠病毒是无效的，因此宝宝新冠病毒感染后不需要常规使用抗生素进行治疗。

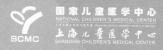

第九章

身心恢复
——心理健康不能忽视

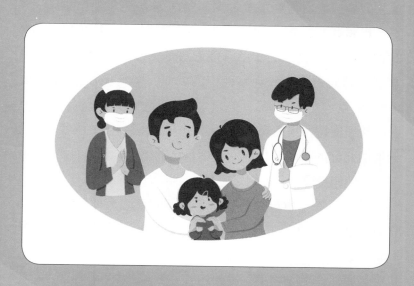

如何跟孩子谈论新冠病毒

当身边的人接连感染新冠病毒时，孩子们听说这种情况，难免也会有焦虑、恐惧。家长对此保持沉默或者闭口不谈并不能让他们更加安心。对于孩子提出的各种问题和担心，包括"我会感染病毒吗？""我们会因为感染病毒而死吗？"建议家长保持温和、耐心的态度，不回避、不批评、不忌讳。跟孩子交流的时候，想一想孩子能理解多少。以下是跟孩子沟通的几个技巧：

开明豁达，积极倾听。让孩子畅所欲言，多问他们开放式问题，看看他们了解多少，允许孩子表达自己的担心。

坦诚相待，积极沟通。务必如实回答他们的问题，同时也考虑一下孩子的年龄，能够理解多少，尽量使用符合儿童年龄的语言，并观察他们的反应，密切关注他们的焦虑程度。

给予支持，提高安全感。他们可能会感到害怕或者困惑。给他们充分的机会，让他们分享自己的感受，告诉他们您会一直在他们身边，并且做好应对任何状况的准备。

不知道答案也没关系：对于您不知道怎么回答的问题，您可以说"我们现在也不知道，我们最好再等等看。"或者"我们现在也不知道，但接下来情况也许是这样的。"借此机会与孩子一起学习。

带着关爱和鼓励结束谈话：不宜在他们仍处于不安的状态时结束与他们的对话。看一看他们是否感觉还好，如观察他们的肢体语言，看看他们的语气是否和平时一样，关注他们说话的语气和呼吸的节奏是否正常。表达对孩子的关心和认可，并鼓励孩子有需要时可以随时来聊一聊。

儿童青少年如何进行疫情心理调适

首先，最重要的保持规律作息、平衡饮食、适当锻炼。不健康的生活方式会打乱孩子们的生物钟节律，使他们更容易出现身心健康问题，并损害学习。想要保持一个良好的心态，从建立规律的生活节奏开始。

第二，重视电子产品的使用时间。过长时间地使用电子产品，往往会侵占对健康和学习更加有益的活动，最终会导致不良的情绪，包括抑郁和焦虑等。适度控制电子产品的使用时间，除了必要的学习之外，每天娱乐性使用电子产品不宜超过2小时，每次使用的时间最好限制在30分钟之内。如果明知道目前电子产品使用时间已经干扰了正常的生活和学习，但仍克制不住使用，这时候需要寻求家人和专业人员的帮助。

第三，保持和家人、同伴以及老师之间相互沟通和联系，获得他人的支持和帮助，对于维持心理健康和心情愉悦是非常重要的。

第四，学会自我调适，尤其自我放松的方法，例如肌肉紧张放松法、呼吸调整法、正念冥想等，对于调节紧张的情绪是非常有帮助的。相关的指导语，

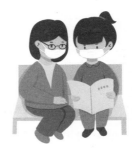

可以从网上轻松获取。

放松活动小练习（建议家长与孩子一起做）

第一步：准备
- 找一个舒服的坐姿，双脚平放在地板上，双手放在膝盖上放松。
- 感到舒服的时候，闭上眼睛。

第二步：思想－情绪－躯体
- 问自己："我此刻在想些什么"
- 注意思绪，看它们是积极的，还是消极的。
- 注意情绪，看自己是否快乐。
- 注意躯体感受，看有没有感到哪里疼痛或者紧绷。

第三步：把注意力集中在呼吸上
- 听自己吸气呼气的声音。
- 把手放在肚子上，感受它随呼吸浮起又落下。你可以对自己说："不用担心，无论发生什么，我都会很好。"
- 接着，多听一会儿自己的呼吸声。

第四步：回到当前
- 注意全身的感觉。
- 听周围的声音。

第五步：反思
- 想一想："我有感觉不一样吗"
- 当准备好时，睁开眼睛。

怎样安抚孩子居家期间的不良情绪

首先，尽可能陪伴孩子。这一点非常重要，建立足够的安全感是协助孩子应对应激的关键点。我们可以通过言语轻声安慰，或是肢体接触，如拥抱、有节律的轻拍等，带给他们安全的氛围。尽量让他们与平日的主要照料者、熟识的人待在一起。有的孩子喜欢随身带着自己的布偶才觉得安全，这也是可以的。

其次，通过游戏、绘画、故事等方式帮助孩子表达思想和情感。这些表述方式很多时候不会遵循成人世界法则，所以，我们此时一定要有充足的耐心，去倾听来自他们世界的声音。可以递给孩子一张画纸，告诉他们可以将他们的担心、恐惧画下来，颜色随便他们挑选。当画完第一张后，请他们再画第二张，但要告诉他们第二张是第一张变好之后的样子，并和他们讨论是什么让第二张图画开始变得美好。

最后，采用适当的方式，给孩子解释正在发生的事情。很多家长会抱着"孩子太小，讲了他们也不懂"的心态。其实不然，儿童对周围环境变化、周围人情绪波动的观察非常敏锐，隐瞒现状可能换回来的是孩子的号啕大哭，以及无数遍的叫喊"为什么我不能出去玩!"。家长可以用适当的方式，让孩子理解现在发生的一切。比如，我们可以将疫情比喻成风暴，当风暴来临时，我们一起待在家里是最安全的，等风暴过去后，我们就可以出门了。在家庭中，创造更多孩子感兴趣，并且有益的活动，会让居家生活变得更加丰富多彩，并增进亲子间亲密感。

居家抗疫如何与孩子共情

首先，觉察孩子的情绪。当孩子的情绪发生变化时，父母应该及时觉察并给出帮助。父母的情绪态度会影响孩子的态度，因此父母需要先处理好自己的情绪。

第二，重视孩子的情绪。把孩子的情绪视为教他学习情绪及增进亲子关系的机会。只有父母重视孩子的情绪，知晓其中的意义，才能够更有耐心地去应对孩子的情绪问题。

第三，共情孩子的情绪。共情是指对他人的情绪做出回应的能力。要以共情为基础，与孩子建立同盟。只有当孩子能够意识到您站在他/她这边时，孩子才可能向您讲述内心的真实想法，并真正地接受您给出的建议。为了更好地与他共情，在与孩子交流时，父母需要设身处地感受孩子的情绪，适当运用言语或肢体动作表达对他处境的理解，让他感觉到被接纳与理解。

第四，帮助孩子标注情绪。标注情绪是一种帮助孩子澄清情绪感受的方法。有时候孩子知道自己不开心，但难以说清楚具体是哪种情绪感受，例如是生气、委屈？还是失望？帮助孩子标注情绪，其实是在帮助孩子表达情绪，有助于孩子更快地从负面情绪中冷静下来，进入到问题解决阶段。帮助孩子口头标注情绪类型或者制作情绪便利贴，还可以引导孩子明白自身情绪产生的原因，促进他去认识自身的情绪，并做出调整。

孩子感染了如何进行心理护理

首先，家长要进行自我调适，避免传递负面情绪。恐慌、紧张情绪和"新冠病毒"一样有一定的传染性，家长如果不能调节好自己的负面情绪，可能会传递给孩子，让孩子更加不安和紧张。家长要保持与外界的沟通，主动关注各种积极信息，可以通过微信、短信、电话等方式与亲朋联络，互帮互助。如果遇到确实难以应对的消极情绪，建议及时向专业机构进行求助。家长要多带孩子做有益于身心健康的活动。做好孩子的心理疏导，减少焦虑情绪，在共同"战疫"中，不断增强其心理"免疫力"。然后，家长要帮助孩子改善情绪，创造多维度支持系统。孩子在确诊"新冠"后，身体会变得虚弱，也会变得敏感不安，甚至因为一些小事而情绪失控。家长应理解孩子的负面情绪，及时进行正面疏导和缓解，引导孩子运用简单的"腹式呼吸法"、"肌肉放松法"等改善情绪，也可以通过运动、音乐、阅读来帮助孩子减压，保持积极心态。要尊重孩子对独立和独处的需求，学会看到孩子的优点和进步，更加包容、理解和信任孩子。遇到争吵，可以按下暂停键，等到双方情绪稳定后再理性沟通。除此之外，家长要让孩子与亲人、朋友、同伴、老师、同学保持良好的接触和联系，让孩子充分感受到不同的角色，感受到更多的情感支持。最后，家长要加强生命教育，增强孩子自我保护意识。家长可以利用孩子从媒体上看到或亲身经历的抗疫事件，引导孩子充分认识生命、尊重生命、珍爱生命；认识生命的价值，建立对生命和自然的尊重与热爱。家长要带着孩子一起接受科学应对疫情的权威指导，提高自我防护的意识和能力。家长要让孩子明白，健康的生活习惯和身体锻炼的重要性；让孩子学会对自己的健康负责，对自己的安全负责，对自己的未来负责，做到关爱生命，关爱健康，关爱大自然。

如何管理居家小·神兽的不良行为

所有孩子都会有不良行为，这都是正常的，尤其是孩子感到疲惫、害怕、挫败，或者他们正在学习独立的时候。但在居家隔离期间，个人空间减少，父母与孩子的接触增加，孩子不良行为可能会更加突出。

1. **暂停一下**。有想要尖叫的冲动让自己暂停10秒钟，缓慢地做5次深呼吸，然后试着更冷静地去处理事情。这招对家长和孩子都很管用——并且是相当有效！

2. **转移注意力：**

- 尽早发现不良行为，将孩子的注意力从不良行为转移到良好行为上。

- 在发生之前就及时制止！当孩子开始变得躁动不安时，您可以用一些有趣的事情来转移他们的注意力，比如，您可以说："来，我们一起玩个游戏！"

3. **设定"后果"**。设定不良行为的后果能够教孩子为自己的行为负责，这些"后果"也包括一些适度的管教行为，这会比打骂宝宝更有效。

- 在执行"后果"之前，给孩子一次听从引导的机会。

- 执行"后果"时，尽量保持冷静。

- 确保"后果"能够被执行。例如，没收青少年的手机一个星期是很难的，没收一个小时则比较现实。

- 结束执行"后果"时，给孩子一个好好表现的机会，然后表扬他们。

4. **表扬良好行为**。给孩子一些简单的任务，赋予他们责任感。务必确保是他们力所能及的事情。他们做任务的时候，记得表扬他们！

孩子上网课无法专注，学习效率低，怎么办

想一想有哪些因素导致孩子上网课效率低然后，分析如何进行有效的改变。如果孩子存在注意缺陷和多动障碍或情绪行为问题，这需要获得专业的支持和帮助。

1. 没有安静的学环境效率低。

- 收拾和整理出一个干净舒适的学习空间：并不需要华丽的书房，只需要一张干净整洁的书桌和一把舒服的椅子。
- 营造一个安静的学习环境：家人们沟通好上网课的时间段，网课时间段尽量不要看电视或者大声说话。

2. 孩子觉得心情烦躁不想网上学习。

- 接纳孩子情绪：面对改变，孩子都可能会有各种的担心，会有各种不适的情绪和想法。这些情绪和想法都是正常的，但是，他们有可能会触发消极的行为，并产生不良的后果。为了避免这些后果，一方面，我们需要接纳他的情绪和想法，另一方面，我们要意识到如何改变他的行为。
- 相信孩子能行：告诉孩子网上学习有些不适应是非常正常的，要给自己一点时间和信心调整。只要能够坚持按部就班的学习，相信状态会越来越好。有任何的困难，也都可以从家长和老师处获得帮助，一起渡过

难关！

- 鼓励孩子拥抱变化：改变确实会给我们带来不适感，但我们也有许多应对策略。比如我们可以思考哪些东西是保持不变的，以及改变可能带来的机会和优势。另外还可以鼓励宝宝多跟小伙伴交流，即使他们不能见面，也可以通过电话和网络分享彼此的感受。

3. 过度使用屏幕，难以集中注意力。

除了做眼保健操，缓解疲劳外，还请注意以下3点：

使用电子产品学习30 ~ 40分钟后，应休息远眺放松10分钟。

除了必要学习之外，每天娱乐性使用电子产品时间不宜超过2小时，每次最好限制在30分钟以内。

不宜在学习时，同时娱乐性地使用屏幕，这会降低孩子的专注力，损害学习的效率。因此，最好把两者分开，这样会建立健康使用屏幕的自信和良好习惯。

家长的心理建设

在与新冠病毒长期的战斗中，家长怎样关注自己的心理健康

虽然我们逐渐熟悉了这个陌生的敌人，但在身边的人接连感染的情况下，一些焦虑、担心、紧张、恐惧的出现都是在所难免的，甚至会有人出现"幻阳症"，时不时地怀疑自己或家人感染病毒。但这都是正常的现象，不必自责或过度紧张。面对危险时出现的适度焦虑能够起到保护作

用，让我们对潜在的威胁保持警惕，更好地保护健康。比如，我们能够更加注重洗手或戴好口罩，更警觉地识别相关的风险，在关注到周围有人出现了咳嗽和打喷嚏时，从而更快地采取自我保护的措施。这些都能帮助我们尽可能避免和延迟感染。

但当同时处理防范新冠病毒、照顾居家的孩童、甚至还需要居家工作时，家长可能会感到超出适度的焦虑和压力，出现失眠、食欲不佳，或者经常怀疑自己生病、感到持续的紧张不安等。在这一特殊时期的高压环境下，人们也更容易愤怒，尽管怀揣着对家人的担心和爱，但暴躁的脾气也有可能在无意中伤害到孩子或家人，甚至进一步使家长自身变得更沮丧。这时就需要我们来有意识地进行调节或寻求专业人员的帮助了。

家长如何调节好自己的情绪状态

1. 面对突发事件，给自己一些缓冲的时间。

当宝宝惹您生气或者做错事、又或者是家庭和工作中出现突发的情况时，可以尝试暂停1分钟，来帮助自己保持冷静。

- 试着找一个舒服的姿势，比如让双脚落地、双手扶膝放松，去感受自己的思绪、注意自己的情绪和躯体感受。
- 接着把注意力集中在呼吸上，听自己吸气和呼气的声音，对自己说"不用担心，无论发生什么，我都会很好的。"然后再多听一会儿自己的呼吸声。
- 最后慢慢地回到当下，听周围的声音，做好准备睁开眼睛处理现实。

2. 照顾家人的同时，要留出时间照顾好自己。

这是一个特殊的时刻，请记住：只有照顾好自己，才能照顾好宝宝。每个人都需要适当的休息，当宝宝睡觉时，或有空闲时间时，可以列出自己喜欢的、健康的活动，做一些自己觉得有趣的、放松的事情，如做一道甜品、看一场电影、体验一下居家瑜伽等。

3. 寻找社群的支持，避免孤军奋战的恐慌。

在新冠病毒的冲击下，亿万家庭都在与我们度过相同的难关，你绝不是一个人在战斗。除了可以从伴侣、家人身上获得支持外，也可以在相关的社群，例如班级群、小区群或是各种信息交流的渠道中结识有相同挑战的家长，共同获得有用的资源、讨论实用的办法。在解决问题的同时可以获得陪伴与支持。

如何让家人和谐相处，积极面对

这是很重要的部分，和谐的家庭能够避免家庭内部的压力，也是帮助我们更好地应对外界事件的关键。

首先，要打开倾听的耳朵。保持开放的态度，倾听家庭成员的声音。作为内部支持系统的重要组成，家人能够在必要时互相给予安慰和陪伴。当宝宝或伴侣需要时，他们会向您寻求支持，在对方表达自身感受时，耐心倾听，理解他们的情绪，给予他们安慰。

其次，可以在家庭内部培养积极的沟通方式。当他人唤起我们的愤怒或焦虑时，家长可能很难控制自己的脾气，但有时可能使用正面引导的话术，更能让家庭成员按自己的要求去做。可以尝试用积极的语言表达出自己希望看到的行为，例如"请把你的玩具收好""把今天的衣服晾起来吧"。而当对方表现得很好时，及时适当的表扬也能够让这种正向的行为更多地出现，同时也传达着你的在乎和关注。

最后，试着打造"零病毒"的家庭时间。过多的与病毒相关的信息资源常常使人焦虑，也容易让我们忽略了美好的现实世界。家长与孩子不妨一起关闭电视和手机，享受一些线下的家庭时间，让家庭成员的注意力都集中在彼此的身上，一起做游戏或享受娱乐休闲时光。比如和孩子一起搭积木、讲故事；和学龄前儿童一起画画或游戏着做家务；和青少年讨论他们喜欢的运动、明星或网课新鲜事，又或者一起尝试新事物。可以是短短的20分钟，也可以很长，配合着积极的互动沟通，给家庭一些放空充电的机会。

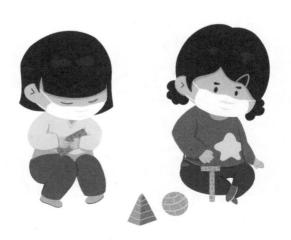

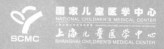

第十章

国医中药
——安全使用助健康

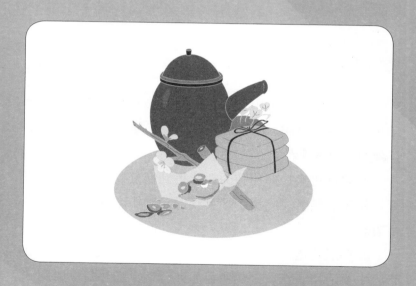

中医如何认识新冠病毒感染

新冠病毒感染属于中医"疫病"范畴，为感受"疫戾"邪气所致，具有传染性并造成流行的一类疾病，该"邪气"是因疫毒外邪从口鼻而入，较之一般的"邪气"致病性更强，并具有强的传染性。

中医认为"正气存内，邪不可干"，即人体免疫力较强，疫毒外邪不易侵入，当人体脏腑功能失调，正气相对虚弱时，或人体脏腑阴阳失衡，外邪更易乘虚而入，更容易染病、发病，故增强自身免疫力是新冠预防和康复的首要法则。

感染新冠病毒有哪些常见中医治疗方法

1. **清热解毒**。常用于清除体内的热邪和毒邪，主要适用于以发热、口渴、咽喉肿痛、尿黄、便干、舌红苔黄等热象为主要表现者。

2. **宣肺化痰**。即使肺的功能得到恢复，祛痰利肺，主要适用于以咳嗽、咳痰，呼吸气促，或伴声音嘶哑等为主要表现。

3. **解表化湿**。即通过发汗化湿等方法清除体内湿热邪毒，主要适用于体质湿热明显患儿，常见低热持续时间较久，咳嗽痰多色白粘稠，易咯出，多体型偏胖，纳差便溏，舌苔白厚腻者。

4. **扶正祛邪**。扶助正气，使人体自身的正气得到恢复，即增强自身抵抗力，体内正气和邪气力量对比发生变化，正气战胜外邪，疾病趋于康复，适用于新冠后期，症状已明显缓解，但体虚乏力，舌质淡，苔白者。

常见中成药如何选用

初期不适。乏力伴胃肠不适。

推荐中成药：藿香正气胶囊（丸、水、口服液）。

咽喉不适轻咳嗽少痰。

推荐中成药：银翘散（片、颗粒)。

发热咳嗽。轻型/普通型：发热，身热不扬或往来寒热，汗出，咳嗽有痰，胸闷气促，身重乏力，少气懒言，喘憋，大便溏而黏滞，舌质红，苔黄厚腻，脉滑数。中医治疗宜清热祛湿，宣肺止咳，辟秽化浊。

推荐中成药：蒲地蓝消炎口服液、小儿豉翘清热颗粒、小儿柴桂退热颗粒、连花清瘟颗粒、清宣止咳颗粒、小儿肺热咳喘颗粒等中的一种。

恢复期。正虚邪恋证（气阴两伤，余热未清）。低热，咳嗽，少痰，倦怠乏力，口干，咽痛声嘶，自汗或盗汗，纳差，舌红少苔，脉细无力。中医治疗宜益气养阴，清除余热。

推荐中成药：养阴清肺口服液及生脉饮等。

以上中成药同类中成药常有多种相同药味成分，常规情况只能服用一种，不可两种以上同时合并使用，以免重复用药。

其他中医特色防治方法哪些

小儿推拿

咳嗽：清肺经、揉膻中、揉肺俞；发热，开天门、推坎宫、揉太阳、拿风池、清肺经。

鼻塞、流涕等头面部症状：开天门、推坎宫、揉太阳、掐揉耳后高骨。

肌肉酸痛、恶风：揉肺俞、清肺经、推膀胱经；咽痛、大便不畅，清大肠、掐揉板门。

穴位敷贴

中药穴位敷贴与口服中药的一种有益补充，还可通过刺激腧穴、经络气血发挥独特的防治作用。同时，中医传统特色外治疗法"冬病夏治""冬病冬治"将具有温通经脉与调畅三焦气机作用的中药联合应用，对改善易感体质、提高抵抗力，预防疫情具有一定作用。

香佩疗法

用传统芳香中药材苍术、肉桂、防风、艾叶、佩兰、广藿香等制作成香囊，置于房间或者枕边，可起到芳香避秽，理气化浊之功效，起到预防作用。

艾灸疗法

艾灸在疫病的防治中有着广泛使用，用艾灸给孩子灸大椎、关元、足三里等穴位，具有提高体抗力。

中医角度饮食、起居如何注意

发热期：患儿宜少量频服多喝温开水，饮食需尽量清淡饮食，如过食肥甘厚腻等容易加重湿邪内生，易加重病情，故发热期禁忌肥甘厚腻、辛辣、烧烤油炸，同时不宜暴饮暴食、过饥过饱。

恢复期：宜循序渐进加强营养，荤素结合，均衡饮食，谨防积食的发生，引起脾胃不和，导致抵抗力下降。

宜早睡早起，保证充足休息和睡眠，发病期不宜剧烈活动，恢复期要适当适度体育锻炼，以增强体质，温养正气，增强抗病能力。

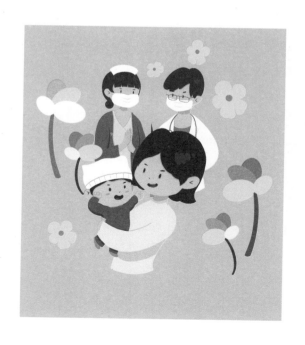